Geistige Grundlagen der Medizin

Herausgegeben von R. Gross

Mit Beiträgen von

H. Baier W. Doerr M. Eigen R. Gross
F. Linder P. Lüth E. Mutschler
D. Rössler E. Seidler W. Wieland

Mit 22 Abbildungen

Springer-Verlag
Berlin Heidelberg New York Tokyo

Professor Dr. Rudolf Gross
Haedenkampstraße 5
5000 Köln 41

ISBN-13: 978-3-540-15427-3   e-ISBN-13: 978-3-642-82505-7
DOI: 10.1007/978-3-642-82505-7

CIP-Kurztitelaufnahme der Deutschen Bibliothek
Geistige Grundlagen der Medizin / hrsg. von R. Gross.
Mit Beitr. von H. Baier ... —
Berlin; Heidelberg; New York; Tokyo: Springer, 1985.

NE: Gross, Rudolph [Hrsg.]; Baier, Horst [Mitverf.]
Das Werk ist urheberrechtlich geschützt. Die dadurch begründeten Rechte, insbesondere die der Übersetzung, des Nachdrucks, der Entnahme von Abbildungen, der Funksendung, der Wiedergabe auf photomechanischem oder ähnlichem Wege und der Speicherung in Datenverarbeitungsanlagen bleiben, auch bei nur auszugsweiser Verwertung, vorbehalten. Die Vergütungsansprüche des § 54, Abs. 2 UrhG werden durch die ,,Verwertungsgesellschaft Wort", München, wahrgenommen.

© by Springer-Verlag Berlin Heidelberg 1985

Die Wiedergabe von Gebrauchsnamen, Handelsnamen, Warenbezeichnungen usw. in diesem Werk berechtigt auch ohne besondere Kennzeichnung nicht zu der Annahme, daß solche Namen im Sinne der Warenzeichen- und Markenschutz-Gesetzgebung als frei zu betrachten wären und daher von jedermann benutzt werden dürften.

Produkthaftung. Für Angaben über Dosierungsanweisungen und Applikationsformen kann vom Verlag keine Gewähr übernommen werden. Derartige Angaben müssen vom jeweiligen Anwender im Einzelfall anhand anderer Literaturstellen auf ihre Richtigkeit überprüft werden.

2121/3140-543210

Vorwort

Am 18. und 19. 5. 1984 versammelte sich in Titisee ein kleiner, aber, wie mir scheint, ausgewählter Kreis von Biochemikern, Klinikern, Medizinhistorikern, Philosophen, Soziologen, Theologen u. a., um zwei Tage über die geistigen Grundlagen der Medizin zu referieren und zu diskutieren.

Anlaß war der „runde Geburtstag" eines Mannes, der gerade dort in rund 20 Jahren Symposien über sehr spezielle Themen der Grundlagenforschung und der angewandten Medizin ebenso wie über ihren Hintergrund organisiert hatte: Dr. Hasso Schroeder, Geschäftsführer des Boehringer-Ingelheim-Fonds für Medizinische Grundlagenforschung in Stuttgart.

Der technische Fortschritt der Medizin vollzog sich über ein Jahrhundert in etwa logarithmischer Dimension; heute hat er fast hyperbolischen Charakter erreicht. Auch die wissenschaftlich betriebene Medizin ist längst nicht mehr in sich geschlossen — nicht zu sprechen von den praktischen Aufgaben des Arztes in Vorbeugung und Heilung. Von immer weniger immer mehr zu wissen, ist zur treffenden Kennzeichnung zunehmender Spezialisierung geworden.

Wo Aktion, dort auch Re-Aktion! So ist es heute das Anliegen vieler Wissenschaftler geworden, über die Wände des eigenen Laboratoriums hinaus auch das Ganze zu sehen, das Anliegen vieler Ärzte, hinter den spezialisierten Methoden den kranken Menschen zu erkennen. So konnte der Direktor der Nationalbibliothek in Florenz formulieren, daß moderne Bildung nichts anderes sei als die Verbindung eines Überblicks über das Große und Ganze mit einer persönlichen Methodik, benötigte Spezialliteratur sich möglichst schnell zu beschaffen.

Dieses Symposion sollte ganz auf der Seite des 1. Postulats, des Überblicks, angesiedelt sein. So verschieden die Beiträge in diesem Buch auch sein mögen (und sein mußten), sie stecken den Horizont ab, vor dem die moderne Technologie erst Sinn und Zusammenhang bekommt. Der praktisch tätige Arzt wird darin kaum Handlungsanleitungen finden, um so mehr Aufforderungen zu einer Besinnung auf die Grundlagen seines Tuns.

Auf den Abdruck der Diskussion haben wir nach einigem „Für" und „Wider" verzichtet. Sie war zu lebhaft, zu breit gefächert, zu individuell, so daß sie in einer Zusammenfassung ihre Farben verloren hätte.

Der besondere Dank des Herausgebers gilt, neben den Referenten und Diskutanten sowie Organisatoren, dem Springer-Verlag in Heidelberg für die mustergültige Ausstattung.

Köln, im März 1985　　　　　　　　RUDOLF GROSS

Inhaltsverzeichnis

Grundlagen des Geistigen in der Medizin — Fragen an die Geschichte
E. SEIDLER 1

Homunculus im Zeitalter der Biotechnologie — Physikochemische Grundlagen der Lebensvorgänge
M. EIGEN 9

Grundlagen der Krankheitsbetrachtung
W. WIELAND 42

Grundlagen der Pathogenese
W. DOERR 56

Geistige Grundlagen der Erkenntnisfindung in der Medizin
R. GROSS 73

Die „Idee des Menschen" in der Medizin — Überlegungen zu einer Medizinsoziologie zwischen Gesellschaftlichkeit und Leiblichkeit des Menschen
H. BAIER 90

Geistige Grundlagen der Ethik in der Medizin
D. RÖSSLER 112

Geistige Grundlagen der Therapie:
die Patienten-Arzt-Beziehung
P. LÜTH 124

Geistige Grundlagen der Therapie:
Pharmakotherapie
E. MUTSCHLER 140

Geistige Grundlagen der chirurgischen
Therapie
F. LINDER 154

Autorenverzeichnis

Prof. Dr. med. H. BAIER
Lehrstuhl für Soziologie
Sozialwissenschaftliche Fakultät
Universitätsstraße 10, 7750 Konstanz

Prof. Dr. Dres. h. c. W. DOERR
em. Direktor des Pathologischen Institutes
der Universität
Im Neuenheimer Feld 220/221
Postfach 104 340, 6900 Heidelberg 1

Prof. Dr. rer. nat. Dr. h. c. M. EIGEN
Max-Planck-Institut für
Biophysikalische Chemie
Am Fassberg, 3400 Göttingen

Prof. Dr. med. R. GROSS
em. Direktor der Med. Univ.-Klinik Köln
Haedenkampstraße 5, 5000 Köln 41

Prof. Dr. med. F. LINDER
Chirurgische Universitätsklinik
Kirschnerstraße 1, 6900 Heidelberg 1

Prof. Dr. med. P. LÜTH
Johannes-Gutenberg-Universität, Mainz
und Gesamthochschule Kassel, Kassel
3589 Knüllwald-Rengshausen

Prof. Dr. med. Dr. E. MUTSCHLER
Pharmakologisches Institut für Naturwissen-
schaftler der Johann Wolfgang Goethe-Universität
Theodor-Stern-Kai 7, 6000 Frankfurt/M.

Prof. Dr. med. Dr. D. RÖSSLER
Engelfriedshalde 39, 7400 Tübingen

Prof. Dr. med. E. SEIDLER
Institut für Geschichte der Medizin
der Universität Freiburg/Br.
Stefan-Maier-Straße 26, 7800 Freiburg

Prof. Dr. med. W. WIELAND
Philosophisches Seminar der Universität
Marsiliusplatz 1, 6900 Heidelberg 1

Teilnehmerverzeichnis

Aumiller, J., München
Baier, H. Konstanz
Bock, H. E., Tübingen
Deckers, W., Ingelheim
Deutsch, E., Göttingen
Dölle, W., Tübingen
Doerr, W., Heidelberg
Eigen, M., Göttingen
Fliedner, Th., Ulm
Fülgraff, G., Berlin
Gross, R., Köln
Heilmeyer, I., Freiburg
Koslowski, L., Tübingen
Koss, F., Biberach
Kruse, W., Aachen
Linder, F., Heidelberg
Löhr, G., Freiburg
Lüth, P., Rengshausen/Mainz

Mrwa, U., Biberach
Munck, G., Böblingen
Mutschler, E., Frankfurt/M.
Ostendorf, P., Tübingen
Rössler, D., Tübingen
Schölmerich, P., Mainz
Schroeder, H., Stuttgart
Seidler, E., Freiburg
Spinner, H. F., Brühl
Staudinger, H. J., Freiburg
Theis, A., Tübingen
Waller, D., Tübingen
Westphal, O., Freiburg
Wieland, W., Heidelberg
Wolf, R., Graz

Grundlagen des Geistigen in der Medizin — Fragen an die Geschichte

E. SEIDLER

„Es ist kein gesunder Zustand", meint Nicolai Hartmann in seiner Philosophie der Natur, „daß jede Spezialwissenschaft sich ihre eigene Philosophie entwirft, mit der sie dann unbekümmert auf andere Forschungsgebiete übergreift". Als in der ersten Liste von Themenvorschlägen zum heutigen Symposion bei nahezu jedem Teilgebiet nach seinen geistigen Grundlagen gefragt wurde, erhob sich ein wenig die Furcht, daß die Gefahr solcher Teilanalysen größer sei als der zweifellos intendierte Gewinn einer integrierenden Zusammenschau. Zumal die Mühe der jeweiligen Spezialisten, zu allgemeinen theoretischen Begründungsproblemen in der Medizin vorzustoßen, in der neueren Geschichte der Medizin zwar viele Beispiele, aber keinen verbindlichen Konsens, keine verbindliche geistige Grundlage hervorgebracht hat.

Ausdrucksformen des Geistigen in der Medizin zu erkennen und zu benennen, ist seit längerer Zeit kaum mehr Sache des Mediziners selbst; kurze Zeit, nachdem Rudolf Virchow 1865 die Forderung erhoben hatte, daß jeder Mediziner zu einem einjährigen Philosophiestudium zu verpflichten sei, wurde das Tentamen philosophicum als Prüfung in der medizinischen Ausbildung durch das Tentamen physicum ersetzt. „Sauberes methodisches Denken und die Mühe des Begriffs sind selten Sache des Mediziners", konstatierte Kurt Schneider, der Heidelberger Psychiater, und „Ärzte sind impulsiv wie Kinder", meinte der Züricher Internist L. Löffler in seiner Kongreßrede 1954, um fortzufahren: „aber wären wir nicht impulsiv, so wären wir nicht Ärzte". Frederik Buytendijk, der Physiologe und

Psychologe, fügte dem schließlich hinzu, daß der Arzt seiner Natur nach ein Optimist zu sein habe, notwendigerweise mit der dazugehörigen Neigung zur Oberflächlichkeit und Geringschätzung der Philosophie sowie der methodischen Besinnung.

Die Frage nach den ,,geistigen Grundlagen der Medizin" hat mich daher zunächst zu der naiven Umkehr dieser Frage verführt, was denn dieses Geistige seinerseits für Grundlagen habe in der Medizin. Ich habe weiterhin — in der genannten oberflächlichen Weise — einige zunächst unpräzise Fragen assoziiert: ob es überhaupt ein spezifisch Geistiges in der Medizin gibt? Oder ob die Frage nach geistigen Grundlagen den Anteil der Medizin an der Gesamtkultur signalisiert und damit in sich unspezifisch ist? Was gibt es für Ausdrucksformen des Geistes in der Heilkunde, wo und wodurch entsteht der Bedarf nach Geistigem in der Medizin? Wie arbeitet der Geist in der Heilkunde und ist er ihr hinderlich oder förderlich? Welcher Geist ist gemeint? Schließlich, wenn wir nach Grundlagen des Geistigen in der Medizin fragen, geht es um Verstandes- oder um Vernunftkategorien, im Sinne Kants, um die Bedingungen der Möglichkeit des Erkennens in der Heilkunde? Einen amerikanischen Gastprofessor, der sich z. Z. in meinem Institut befindet, bat ich, in seiner Sprache den Titel zu formulieren und sich einige Gedanken zu machen; wir scheiterten an den Begriffen ,,spiritual", ,,intellectual", ,,philosophical", die wohl alle etwas anderes, oder alles etwas anders meinen als den Geist im Deutschen. Ist die Frage nach ,,geistigen Grundlagen" eine deutsche Frage? Der berühmte Freiburger Kinderkliniker Carl Noeggerath hat an seinem 70. Geburtstag im Jahre 1946 einen akademischen Festvortrag unter dem Titel: ,,Die geistigen Wurzeln der Medizin" gehalten, in dem folgender Passus steht: ,,Ohne eigene geistige Arbeit kann niemand — wenigstens auf ehrliche Weise — in den Kreis der deutschen Hochschullehrer eintreten; ohne eigene oder die seinen Mitarbeitern und Schülern induzierte geistige Arbeit kann er dann die wenigen steilen Stufen bis zur Cella der eulentragenden Athene nicht aufsteigen; und wiederum kann er auch im Alter nur durch eine solche Arbeit noch sein Gesicht wahren. Aber dies ist es ja nicht allein, was den deutschen Hochschullehrer ausmacht; vollwertig ist er nur, wenn er bis in die letzten Wurzeln seines Seins hinein sich von den Emanationen der abendländischen Kultur in ihrer deutschen Prägung durchdrungen fühlt. Dies gilt gewiß auch von uns Mitgliedern der Medizinischen Fakultät." Solches mutet uns heute — milde gesagt — fremd an, wenngleich in dieser Formulierung, wie wir sicher noch sehen werden, möglicherweise doch ganz spezifische Auseinandersetzungsformen um die geistige Substanz der ärztlichen Tätigkeit durchschlagen, wie sie geistesgeschichtlich besonders in unserem Lande stattfanden.

Für die von mir erbetenen einleitenden Bemerkungen zu dieser Tagung muß ich mich ex professione auf die Frage beschränken, ob uns die Geschichte verbindliche Kriterien für die Präzisierung von geistigen Grundlagen der Heilkunde hinterlassen hat. Fragen also an die Geschichte, wobei nicht nach Entwicklungen, sondern nach Modellen gefragt werden soll. Dies besonders deshalb, weil der Geist ,,in allen seinen Erscheinungsformen selbst dem geschichtlichen Wandel unterworfen ist" (Wieland). Im Raume der Medizin ist dies besonders hervorzuheben, weil andererseits die Primärerfahrungen des Krankseins — Hilflosigkeit, Hinfälligkeit, Not, Schmerz, Leid, Krise — konstante Phänomene darstellen, die von der Heilkunde über die Epochen hinweg jeweils anders bewältigt werden müssen.

Solche anthropologischen Konstanten, die ihre praktischen Korrelate etwa im Erlebnis des Nicht-mehr-Könnens eines Betroffenen haben, oder in so vordergründigen Dingen wie Bluten, Schwitzen, Krampfen, Erbrechen, tragen Herausforderungscharakter. Sie zwingen denjenigen, der sich damit befaßt zu zweierlei: Erstens, die Fakten und Emotionen, die ihm entgegenschlagen, wahrzunehmen und zu verstehen und zweitens, in die Elemente des Dargebotenen eine Ordnung zu bringen, um sie zu erklären und zu bewältigen. Wären vielleicht dies Grundlagen des Geistigen in der Medizin: ein Ordnungsbedürfnis, Theoriebedürfnis, Wissenschaftsbedürfnis angesichts des Anspruchs, der an die Medizin herangetragen wird? Oder ist es der

Geist selbst, der die Wahrnehmungsmuster, die gedanklichen Kategorien erst setzen muß, damit in der Heilkunde erkannt und gehandelt werden kann? Oder beides? Die Medizin — wenn man sie beschreibt und nicht definiert — ist keine Wissenschaft, sondern eine Aufgabe, die sich erst dann stellt, wenn ein notleidender Anderer kommt und Hilfe begehrt.

Ohne ihn entsteht keine Heilkunde, für ihn werden dann die entsprechenden Wissenschaften entsprechend ihrem zeitgenössischen Theoriengefüge und einem geistigen Ordnungsvorgang ihre Anwendung finden.

Der Geist, in diesem Fall und exemplarisch im Hegelschen Sinne begriffen als subjektiver Geist, wäre ohne metaphysischen Anspruch als das Vermögen zur Abstraktion, als allgemeine Denk- und Reflexionsfähigkeit zu bezeichnen. Gerade im empirisch-praktischen Raum der Medizin werden Wahrnehmungsfähigkeit, Empfindung und Phantasie (vor allem die im Goetheschen Sinne ,,exakte Phantasie'') hinzutreten und der Begriff Geist sich eher in dem der Intelligenz annähern.

Fragt man mit diesem Ansatz in die Medizingeschichte hinein, so würden alle Versuche, aus der primären Anschauung mit Hilfe des menschlichen Geistes zu systematischem Denken zu kommen, dazugehören. Wolfgang Wieland hat in einer exzellenten kleinen Studie über die Philosophie des Geistes formuliert, daß der Geist, wie jeder philosophische Grundbegriff seinen Inhalt immer nur aus der konkreten Fülle dessen empfängt, für das er den Grund bildet. Überdies sei Geist immer ein korrelativer Begriff, d. h. er steht stets im Gegensatz zum Inhalt seines jeweiligen Gegenbegriffes: Materie, Natur, Sinnlichkeit, Trieb, Wille, Körper, Fleisch, Leben, Seele usw. Schließlich gehören zum Geist Vernunft und Denken, wobei beides nicht nur logos, sondern auch ethos meint.

Der Fortgang der so angelegten, durch die Herausforderung der Phänomene bestimmten geistigen Erkenntnis in der Medizin vollzieht sich in der genannten Wechselwirkung von empirischem Erkennen und theoretischem Ordnen. Dabei stellt die Empirie den dynamischen Aspekt dieses Verhältnisses dar; nicht nur in den alten medizinischen Systemen, sondern auch nach wie vor in der heutigen medizinischen Praxis stellt sie die Bewährung der Theorie dar. Für ihre Effizienz in der Medizin muß diese nicht ,,wahr" sein, auch nicht logisch, denn auch dem in dieser Weise ordnenden Geist garantiert Logik nicht Wahrheit. Die anatomischen Ansichten eines Eingeborenenarztes können in sich gesehen ein folgerichtig aufgebautes, logisches Ganzes ergeben und dennoch im wissenschaftlichen Sinne anderer medizinischer Systeme, etwa des unsrigen, ,,falsch" sein. Die Systeme von Galen, von Paracelsus, von John Brown sind in sich logisch, aber ,,falsch". Damit darf dem forschenden Geist auch nicht Erklärbarkeit (d. h. Brauchbarkeit eines Systems) und Wahrheit (als Erfüllung eines objektiven Anspruchs) gleichgesetzt werden. Jedes so entstandene theoretische System ist vielmehr als offenes System zu betrachten, das der ständigen Korrektur durch neue empirische Herausforderungen oder geistige Setzungen bedarf. Hans-Jürgen Staudinger würde dem möglicherweise zustimmen, wenn er seinen so eminent wichtigen Ansatz der Notwendigkeit von freier Neugier für den forschenden Geist postuliert.

Bleiben wir bei Hegel und suchen nach Voraussetzungen für den objektiven Geist in der Heilkunde, so müssen wir uns erinnern — wiederum in der Formulierung Wielands —, daß damit diejenigen geistigen Phänomene gemeint sind, die einem Volk, einer Epoche, einer bestimmten Gruppe gemeinsam sind: Recht, Gesellschaft, Staat, Moral, Sprache, Kultur und dann wohl auch die Heilkunde. Gemeint sind alle in sich bedeutungstragenden Systeme, als eine geschlossene geistige und reale Wirklichkeit von Strukturen und Handlungsträgern. Ansätze in der Medizingeschichte gibt es hierzu immer da, wo der geistige Anspruch entsteht, daß die Heilkunde selbst Kultur sei, daß die Formen des Wechselspiels von Not und Hilfe entweder in sich gemeinschaftstragend seien oder einem bestimmten allgemeinen Zweck bei- oder unterzuordnen wären. Hier sind eine ganze Reihe historischer Befunde anzusprechen, die in sich weiter befragt werden müßten. Ich nenne als Beispiel die Entwürfe zu einer allgemeinen Lebensordnungslehre in der Diätetik der Griechen und Araber und deren christliche Heil- und Heilsüberformung im westlichen Mittelalter; ich sehe in diesem Zusammenhang aber auch das sozial begründete ,,System einer vollständigen Medizinischen Polizey" der europäischen Aufklärung oder die Erklärung der naturwissenschaftlichen Medizin zur einzig gültigen Kulturwissenschaft an der Wende zu unserem Jahrhundert. Die geistigen Grundlagen solcher Modelle liegen zweifelsohne in der Tendenz, objektiv greifbare Lebenssysteme zu entwerfen, aus denen heraus abgeleitet, erklärt und begründet werden kann. Dabei wäre historisch — aber auch im aktuellen Sinne — ihre geistige und reale Notwendigkeit zu eruieren, die auch im Hinblick auf die Funktionalität eines solchen Systems. Zum Geist — so noch einmal Wieland im Sinne Hegels — gehört wesenhaft Auseinandersetzung, in der auch er selbst sich ständig wandelt, bis er die höchste Stufe seiner Entwicklung, nämlich die vollkommene Durchsichtigkeit seiner selbst, das ,,absolute Wissen" erreicht hat, das alle Stufen, die zu ihm führten, in sich enthält. Dieser dann absolute Geist offenbart sich in der Kunst, der Religion und der Philosophie; es hat nicht an Versuchen gefehlt, hierfür auch die Heilkunde heranzuziehen und eben ,,den" Geist der Medizin in Geschichte und Gegenwart zu suchen und zu beschreiben.

Nirgendwo ist allerdings die Deutungskunst größeren Schwierigkeiten begegnet und größeren Irrtümern aufgesessen. Viele Festreden, so auch die vorhin bereits zitierte des Collegen Noeggerath haben z. B. die ,,rein geistige Substanz im Arzttum" aus der ,,ebenso lapidaren wie unerhört stolzen" Formulierung des Hippokraten abgeleitet: iatros philosophos isotheos. In wörtlicher Übersetzung: ,,Der Arzt, der Philosoph ist, ist gottgleich". Unter Heranziehung der gesamten griechischen Mythologie und Geschichte, von Apoll bis zu den Spät-Pythagoreern wurde versucht, aus diesem Satz die geistige Essenz des Arzttums herauszulesen, wie sie sich — um einen wirklich hippokratischen Satz zu zitieren — durch ,,die Einführung der Weisheit in die Medizin und der Medizin in die Weisheit" ergeben muß. All dies ist

— dies sei nur nebenbei bemerkt — inzwischen durch die Forschung widerlegt, die nachgewiesen hat, daß dieses angeblich hippokratische Wort von der Gottgleichheit des Arztes erst ins 1./2. nachchristliche Jahrhundert zu legen ist, also 500 Jahre später, mit den Hippokratikern oder gar Hippokrates selbst nichts zu tun hat und in seiner Bedeutung dunkler ist als zuvor.

Dennoch lesen wir bei Isidor von Sevilla im 6. nachchristlichen Jahrhundert von der Medizin als einer ,,secunda Philosophia'', ist die Heilkunde dem Paracelsus ,,das Ganze und das Letzte aller Dinge'' und diejenige Fakultät ,,so den anderen den Eckstein legt'', will Novalis die Heilkunde zur ,,Elementarwissenschaft eines jeden gebildeten Menschen'' machen und fordert Kant im ,,Streit der Fakultäten'', die Medizin als eine ,,moralische Kultur'' zu verstehen und der philosophischen Fakultät zuzuordnen.

Heinrich Schipperges, dem diese absoluten Interpretierungen der Heilkunde sehr wichtig sind, hat aus der Diskrepanz solchen Anspruchs mit der Realität des öffentlichen Gesundheitswesens die geschichtliche Notwendigkeit für die Medizin abgeleitet, immer einmal wieder einen geistigen Ausbruch nach vorn, in jene zeitgemäße geistige Utopien zu wagen.

Bleiben wir jedoch nüchtern und versuchen noch einmal nach Grundlagen des Geistigen in der Medizin zu fragen, so würde ich gerne die These zur Diskussion stellen wollen, daß sich die Notwendigkeit des Geistigen in der Medizin ganz einfach aus der Herausforderung des Krankwerdens und Krankseins ergibt, d. h. aus der Phänomenologie der Not. Nur hieraus, aus der Existenz und dem Anspruch eines hilflosen Gegenüber ergibt sich die Zwangsläufigkeit der Erstellung systematischer Ordnungs- und Begründungszusammenhänge, der kritischen Besinnung beim Entwurf von Methoden des Erkennens und Handelns. Die Herausforderung durch die Phänomene, die den Anspruch an den ordnenden Geist bestimmt, ist übrigens auch die Basis des Anspruchs an die sittliche Rechtfertigung medizinischen Tuns: auch ethische Probleme in der Medizin entstehen aus der Not und der Preisgabe eines anderen an den, der Hilfe verspricht und von dem hierbei ein sittlich einwandfreies Verhalten erwartet werden muß. Es mag sein, daß ich damit nur die eine Seite des Problems erfasse und den Bereich der erkenntnistheoretischen Bedingungen der Heilkunde vernachlässige. Der Gegenstand der Medizin ist jedoch immer ein anderer Mensch, dessen Not auch dann noch zum Handeln herausfordert, wenn die geistigen Grundlagen des wissenschaftlichen Erkennens nicht mehr ausreichen und nicht mehr tragen.

Die Voraussetzungen, aber auch die Grenzen, in denen der Geist in der Medizin wirksam wird, hat Karl Jaspers vielleicht am klarsten formuliert. Der Geist, so meint er, ist zwar geschichtlich gebunden an Kulturzeitalter und Völker und an Überlieferung und ist als solcher ein Gegenstand der Verstehbarkeit an sich, ein Ewiges in der Zeit. Die Bedingungen des geistigen Hervorbringens und diese Wirklichkeit sind erforschbar. Andererseits jedoch treffen wir das Naturgeschehen (nur) durch geistige und seelische Wirklichkeiten hindurch, die dann nicht als sie selber, sondern als Indices eines anderen Geschehens gemeint werden. In aller Wirklichkeit... ist schon Geist; daher überall das konkrete Rätsel, was er sei, wie er wirke. Antworten auf dieses Rätsel — so schließt Jaspers — betonen es nur, ohne es zu lösen.

Homunculus im Zeitalter der Biotechnologie[1] — Physikochemische Grundlagen der Lebensvorgänge

M. EIGEN

Prolog

,,*Was man an der Natur Geheimnisvolles pries,
Das wagen wir verständig zu probieren,
Und was sie sonst organisieren ließ,
Das lassen wir kristallisieren.*''

Goethe, dessen feinsinniges Naturverständnis in seinen Schriften zur Morphologie manifest geworden ist und den Darwin später einen ,,Partisanen'' der Evolutionsidee nannte, kann diese Worte kaum ernst gemeint haben. Sie sind eher als Persiflage auf gewisse Zeitgenossen zu verstehen, die seine Beobachtungen und Schlußfolgerungen zugunsten einer Evolutionslehre nicht anerkennen wollten, ja die seine Überlegungen ,,getadelt und verworfen'' hatten. Nicht von ungefähr legt Goethe diese Worte Wagner in den Mund, den er schon im ersten Teil der Tragödie als etwas naiven Streber charakterisiert — etwa indem er ihn sagen läßt:

,,*Mit Eifer hab' ich mich der Studien beflissen;
Zwar weiß ich viel, doch möcht' ich alles wissen.*''

Will man erfahren, was Goethe wirklich von der Homunculus-Idee hielt, so muß man sorgfältig Mephisto zuhören, der

---

[1] Manuskript des am 5.6.1984 auf der Tagung des Ordens Pour le Mérite für Wissenschaften und Künste in Bonn gehaltenen Festvortrages. Die Veröffentlichung wird im Jahrbuch des Ordens erfolgen. Der in Titisee gehaltene Vortrag ist mit diesem Manuskript weitgehend inhaltsgleich.

sich ob Wagners Eifer recht ungerührt gibt und nur zynisch anmerkt:
> *"Wer lange lebt, hat viel erfahren,*
> *Nichts Neues kann für ihn auf dieser Welt geschehn.*
> *Ich habe schon in meinen Wanderjahren —*
> *Kristallisiertes Menschenvolk gesehn."*

Künstliches Leben?

Homunculus ist lediglich das aus Spätantike und Mittelalter überlieferte Symbol eines Wunschtraums der Menschheit, Leben künstlich zu erschaffen. Ist es ein Wunschtraum, oder sollte ich heute eher sagen: ein Alptraum? Goethe wußte nur zu gut, daß Leben sukzessiv durch Organisation entsteht. So war für ihn Morphologie gleichbedeutend mit Morphogenese.

Doch wir wollen nicht bei Goethe verweilen, sondern die Frage nach der Möglichkeit zur Erzeugung künstlichen Lebens vor den Hintergrund *unserer* Zeit, einer Ära der Biotechnologie stellen. Homunculus als solcher wird sich dabei ad absurdum führen. Die der Idee zugrunde liegende Frage nach der Erzeugung künstlichen Lebens im Laboratorium wird jedoch in neuem Licht erscheinen.

Was ist Leben?

Für unser Thema scheint dies eine Kardinalfrage zu sein. Es wird sich jedoch herausstellen, daß es nicht einmal eine gute Frage ist. Sie ist zu allgemein; die Antwort kann daher nur wenig aufschlußreich sein. Die Fähigkeit zu leben teilt der Mensch mit vielen Organismen, z. B. mit dem Elefanten, der Kröte oder dem Rosenstock, den Hefezellen im Brotteig, mit den Amöben und den Bakterien. Wollten wir mehr über den Begriff „Leben" erfahren, so müßten wir von den verschiedenen Erscheinungsformen des Lebens abstrahieren und versuchen, nur solche Eigenschaften aufzuzählen, die für den Lebensprozeß als solchen unabdingbar sind. Von den vielen Merkmalen, die für den Menschen typisch sind — etwa zu essen, zu atmen, sich fortzupflanzen, sich zu bewegen, Schmerz und Freude, Angst und Lust zu empfinden, zu sprechen, zu lernen, zu denken, sich selbst zu reflektieren... treffen nur wenige auf das Bakterium zu. Die Träger der Eigenschaft ,,Leben", die *Lebewesen,* sind zu mannigfaltig in ihren Merkmalen, als daß eine allgemeine Definition des Begriffs ,,Leben" uns auch nur den Hauch einer Vorstellung vom Wunder der Vielfalt geben könnte, die sich in diesem Begriff vereint.

Welche Eigenschaften sind denn unabdingbar, damit aus Nicht-Leben Leben wird? Auch diese Frage ist nicht leicht zu beantworten: Weil es eben keinen eindeutigen Übergang vom Nicht-Leben zum Leben gibt. (Unsere Sprache kennt nur die Verneinung für das, was vor dem Leben liegt. Tot ist nur das, was einmal gelebt hat). Der Übergang vom unbelebten zum belebten Zustand spiegelt sich heute noch in der Existenz von Zwischenstufen wider.

Betrachten wir die Viren. Für den Molekularbiologen stellen sie einfach Molekülkomplexe dar, deren detaillierte Zusammensetzung in vielen Fällen schon genauestens bekannt ist, und die man folglich — im Prinzip wenigstens — im Laboratorium synthetisieren könnte. Die Viren lassen sich unter geeigneten Bedingungen — ebenso wie andere mehr oder weniger große Moleküle — kristallisieren. In dieser Form unterscheiden sie sich in nichts von den Mineralkörpern. Andererseits entfalten sie im Wirtsorganismus Eigenschaften, die sonst nur bei ,,echten" Lebewesen anzutreffen sind: Sie vermehren sich durch Selbstreproduktion, besitzen einen Stoffwechsel (auch wenn sie dazu die Maschinerie der Wirtszelle in Anspruch nehmen müssen), sie adaptieren durch Mutation an Umweltveränderungen, kurz sie leben, wachsen und breiten sich aus — oft so ungestüm, daß der Wirtsorganismus daran zugrunde geht. Würde unsere Frage nach der Möglichkeit der Erzeugung von Leben im Laboratorium lediglich Systeme beinhalten, die sich durch Stoffwechsel, Selbstreproduktion und Mutagenität ausweisen, so könnten wir sie einfach mit ja beantworten.

Mit diesen Überlegungen haben wir bereits drei essentielle Eigenschaften kennengelernt, die für die Fähigkeit „zu leben" unabdingbar sind:

Selbstreproduktivität — ohne diese ginge nach jeder Generation die für den betreffenden Lebenszustand spezifische Information, der Bauplan des Lebewesens, verloren.

Mutagenität — ohne diese wäre die Information erst gar nicht zustande gekommen und eine Anpassung an eine sich verändernde Umwelt ausgeschlossen.

Metabolismus (= Energieumschlag) — ohne diesen würde das System entsprechend dem zweiten Hauptsatz der Thermodynamik spontan in einen stabilen und kaum noch veränderbaren materiellen Gleichgewichtszustand übergehen. Erwin Schrödinger, der Begründer der Wellenmechanik, hat diesen treffend als den Zustand des Todes bezeichnet[1].

In dieser Aufzählung ist bereits ein Schlüsselbegriff gefallen: Information.

**DNA und die Möglichkeit,
Baupläne des Lebens zu synthetisieren**

Seit den fünfziger Jahren wissen wir, daß die Information für den Bauplan eines Lebewesens in einem Riesenmolekül — wie in einem Schriftsatz — niedergelegt ist. Dieses Riesenmolekül — Desoxyribonucleinsäure (englisch deoxyribonucleic acid = DNA) — ist der Erbsatz, der von Generation zu Generation

---

[1] Betrachten wir Leben als einen Ordnungszustand der Materie, so ist die spontane Entstehung und Aufrechterhaltung einer solchen Ordnung nicht ohne ständige Zufuhr von Energie denkbar. Die Nichtberücksichtigung dieser Tatsache hat zunächst den Eindruck hervorgerufen, als stehe die spontane Selbstorganisation lebender Materie im Widerspruch zu den Gesetzen der Thermodynamik. Ein lebendes System ist aber aufgrund des Stoffwechsels kein „abgeschlossenes System", für das allein die Aussage der Gleichgewichts-Thermodynamik zuträfe. Eine (durch elektrische Energie gespeiste) Sortiermaschine kann durchaus Ordnung aus Unordnung schaffen, ohne dabei die Gesetze der Thermodynamik zu verletzen.

übermittelt wird, und der die Ausbildung (Ontogenese) eines neuen Lebewesens instruiert. Der genetische Schriftsatz macht von vier Symbolen Gebrauch. In der Abkürzung ihrer chemischen Bezeichnungen lauten sie: A, T, G und C. Sie können sich durch chemische Verknüpfung zu Codewörtern, zu Wortsequenzen und schließlich mit Hilfe einer ,,Interpunktion'' zu Sätzen der genetischen Sprache verbinden. Ein solcher Satz, das Gen, wird übersetzt in eine Funktionalstruktur, das Proteinmolekül, das seinerseits als Katalysator einen Reaktionsbefehl ausführt oder als Steuereinheit eine funktionale Anweisung gibt. Die gesamte Maschinerie einer Zelle, die bei dieser Informationsabrufung, Übersetzung und Funktionsregelung mitwirkt, ist im genetischen Schriftsatz codiert. Wie dieses Lesen, Umschreiben und Übersetzen auf molekularer Ebene zu verstehen ist, wird in den Abb. 1-3 erläutert.

Die in diesen Bildern vermittelte Erkenntnis scheint uns einer Lösung des Problems ,,Künstliches Leben'' schon recht nahezubringen: Wir brauchten eigentlich nur *den Bauplan,* d. h. das DNA-Molekül zu synthetisieren, um daraus im geeigneten Milieu ein Lebewesen entstehen zu lassen. Hier jedoch sehen wir uns dem Henne-Ei-Problem gegenüber. Angenommen, wir hätten dieses DNA-Molekül zur Verfügung, dann könnten wir es dennoch nicht ohne die komplexe enzymatische Maschinerie des Reproduktions- und Übersetzungsapparates lesen und übersetzen. Das liegt daran, daß für die Erzeugung der Maschinerie durch Synthese und Übersetzung der Information die Maschinerie selbst bereits benötigt wird. Könnte man sich etwa in ähnlicher Weise wie die Viren behelfen und einen natürlichen Wirtsorganismus benutzen? Letztlich geschieht es so in der modernen Genetechnologie. Doch sind wir mit einem so kühnen Gedankensprung der Wirklichkeit ein wenig zu weit vorausgeeilt. Wir müssen uns zunächst noch mit der Komplexität der Baupläne auseinandersetzen.

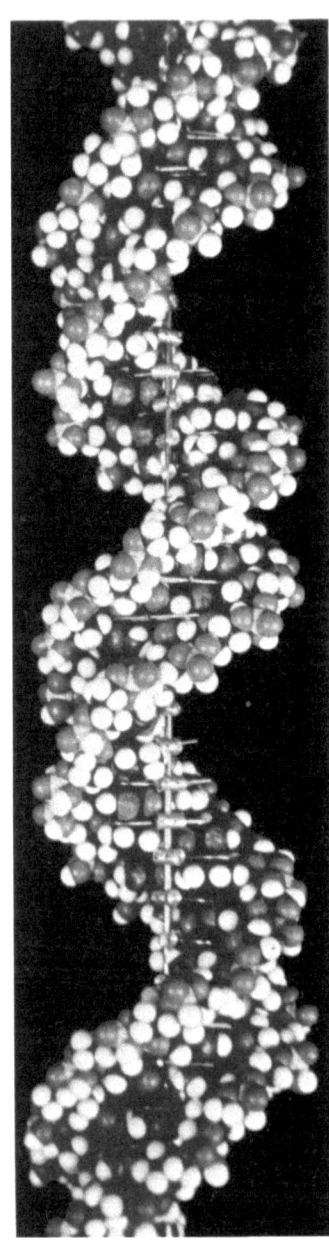

Abb. 1. Modell der DNA-Doppelspirale (B-Form). Zwei zueinander komplementäre Molekülstränge sind in der in Abb. 2 erläuterten Weise zu einem Doppelstrang verknüpft. Das Gerüst jedes Einzelstranges besteht aus einer Molekülkette, in der Zucker (Deoxyribose) und Phosphorsäure alternieren. Am Zucker ist jeweils eine der vier Nucleo-basen A, T, G oder C befestigt, die als Informationssymbole für die Codierung der genetischen Nachricht dienen. Die lineare Aneinanderreihung der Symbole ergibt einen genetischen Schriftsatz (Genom), der bereits bei Mikroorganismen mehr als eine Million Symbole umfaßt. Die Ablesung wird durch Signalsequenzen gesteuert. Das Genom ist damit — ähnlich wie ein Schriftsatz unserer Sprache — in Wörter, Sätze, Absätze usw. gegliedert

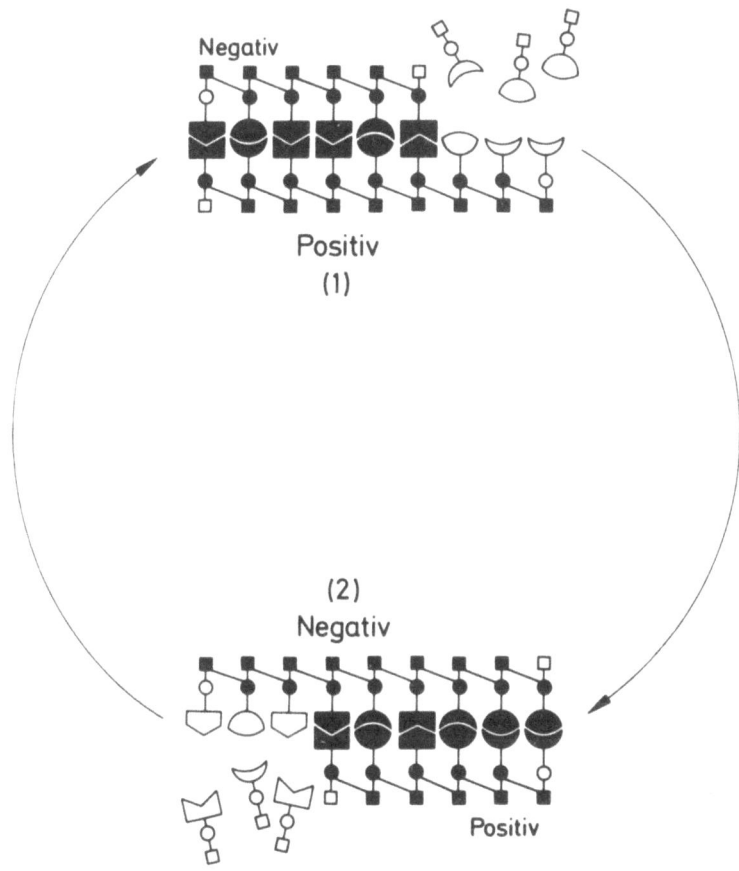

Abb. 2. Jeweils zwei der als Informationssymbole verwandten Nucleinsäurebausteine sind einander komplementär, das heißt, sie lagern sich aufgrund chemischer Wahlverwandschaft bevorzugt aneinander: A = T; G ≡ C. Im Bild ist dies durch Gestaltskomplementarität der vier Symbole versinnbildlicht. Ein Einzelstrang der DNA erfüllt die Funktion einer Matrize, an die sich die Bausteine komplementär anlagern, bevor sie von einem Enzym chemisch zu einer Molekülkette verknüpft werden. Der dabei entstehende neue Einzelstrang enthält die Information des Matrizenstranges in der Abfolge der komplementären Bausteine (ähnlich einem Negativ in der Photographie). Eine Wiederholung des Vorganges bewirkt eine Umkehrung zum Positiv, führt also zur Reproduktion der ursprünglichen Information. Aufgrund der Komplementarität von Positiv und Negativ liegt die DNA üblicherweise als stabiler Doppelstrang vor

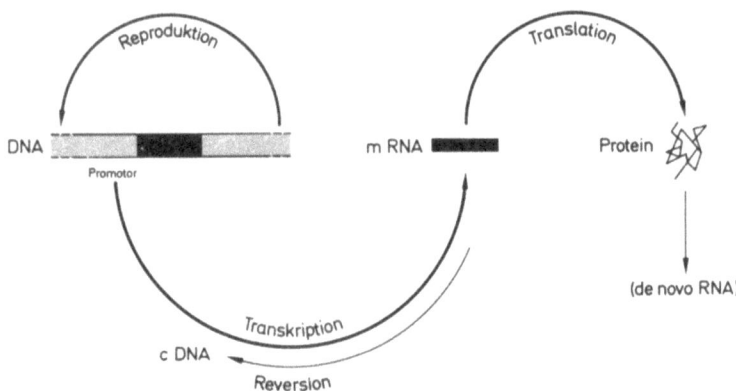

Abb. 3. Die genetische Nachricht ist in der im Zellkern lokalisierten doppelsträngigen DNA stabil gespeichert. Lediglich zur Kopierung der Nachricht (mithilfe eines Enzymsystems) entdrillt sich die Doppelspirale lokal. Die Reproduktion der Nachricht ist mit dem Zellteilungsmechanismus synchronisiert. Zur Übermittlung der Nachricht an die Synthesefabriken der Zelle dient eine Boten-Nucleinsäure (m-RNA). Der Kopierungsprozeß, die Transkription, erfolgt ähnlich wie bei der Reproduktion der DNA unter Ausnutzung der komplementären Wechselwirkungen der Nucleinsäurebausteine. In der Boten-RNA, einer einsträngigen Nucleinsäurekette, ist die Nachricht relativ labil gespeichert, so daß sie bald — nachdem sie die Synthese des Protein-Moleküls instruiert hat — zerfällt. Die Instruktion besteht in einer Übersetzung der Nachricht, wobei jeweils drei Nucleinsäurebausteine für einen Proteinbaustein codieren. Die Proteinbausteine werden mittels spezifischer Adaptoren, kurzkettiger Nucleinsäuren (t-RNA) an die Boten-RNA angelagert. Der Adaptor enthält die dem Codon komplementäre Sequenz von Nucleinsäurebausteinen in exponierter Position. Komplementarität, wie sie in Abb. 2 erläutert wird, ist also die Grundlage der Reproduktion, Transkription und Translation. Die durch instruierte Synthese erhaltenen Proteine regeln als Katalysatoren und Steuereinheiten den gesamten Funktionsablauf der Zelle. In der Regel ist der Informationsfluß in der durch die fett gedruckten Pfeile vorgezeichneten Richtung festgelegt. Er läßt sich jedoch in der Stufe der Transkription umkehren. Eine bestimmte Klasse von Tumorviren, deren genetische Nachricht in einer einsträngigen RNA gespeichert ist, benutzt ein Enzym, das die RNA-Nachricht in DNA umschreibt und sie in doppelsträngiger Form in das Genom der infizierten Zelle integriert. (Die Viren heißen daher Retroviren). Die so erhaltene DNA-Kopie einer RNA-Nachricht nennt man c-DNA. Diese spielt in der konservativen Gentechnologie eine wichtige Rolle. Auch kennt man heute Viren, die ein Reproduktionsenzym benutzen, das in der Lage ist, ohne Instruktion durch DNA oder RNA Nucleinsäuren de novo zu synthetisieren. Diese Enzyme sind für eine evolutive Gentechnologie von besonderem Interesse

Das Komplexitätsproblem

Schon bei den kleinsten autonomen Lebewesen, zum Beispiel den Coli-Bakterien, besteht der genetische Schriftsatz aus einigen Millionen Symbolen. (Das entspricht einem über tausend Seiten starken Buch, etwa dem ,,Wallenstein'' von Golo Mann). Die Reproduktionszeit des Coli-Bakteriums beträgt lediglich zwanzig Minuten. Wohlgemerkt: In dieser unglaublich kurzen Zeitspanne wird der gesamte genetische Schriftsatz gelesen, und es werden sämtliche für die Reproduktion wesentlichen Syntheseanweisungen minutiös ausgeführt. Der Erbsatz des Menschen ist etwa tausendmal so groß (er entspricht also einer ganzen Bibliothek). Außerdem ist der Mechanismus der Informationsverarbeitung viel komplizierter. Zur einfachen Reproduktion der Gene tritt noch ein geregelter Austausch von Information zwischen weiblichem und männlichem Erbsatz, der so gesteuert ist, daß in den Nachkommen jeweils wieder die *vollständige* genetische Information vorliegt, zu der beide Elternteile in einer von vornherein nicht festgelegten bzw. in einer von uns nicht durchschaubaren Weise anteilig beitragen.

Bei der Suche nach Mechanismus und Instrumentarium für einen solchen Austausch von Erbmaterial in molekularem Maßstab werden wir unmittelbar mit einem wesentlichen Aspekt des Komplexitätsproblems konfrontiert: Wie läßt sich in einem nach Millionen oder gar Milliarden von Symbolen zählenden Schriftsatz ein bestimmter Abschnitt genau lokalisieren, gezielt herausschneiden und wieder einsetzen? Wüßte man *wie,* so könnte man beispielsweise defekte Gene durch intakte ersetzen. In Analogie zur Organtransplantation gäbe es dann eine Gentransplantation. Man könnte auch Gene in Wirtsorganismen einschleusen und diese veranlassen, bestimmte Genprodukte in großen Mengen anzufertigen, oder Pflanzen könnten dazu gebracht werden, hochwertige Proteine en gros zu produzieren. Die Antwort auf die Frage nach einer Lokalisation und Manipulation von Genen führt uns direkt ins Szenario der heutigen Gentechnologie, die ich eine ,,konservative'' Gentechnologie nennen möchte.

Konservative Gentechnologie

Ein Gen ist von molekularer Dimension und damit ständig der Wärmebewegung unterworfen. Einen bestimmten Genabschnitt gezielt herauszuschneiden, stellt sich zunächst als eine schier hoffnungslos komplizierte Aufgabe dar. Doch offensichtlich hat die Natur dieses Problem vor Jahrmilliarden bereits gelöst. Wie sonst wohl wäre eine rekombinative Vererbung möglich, bei der ja einzelne Genabschnitte zwischen männlichem und weiblichem Genom ausgetauscht werden und bei der am Ende stets ein kompletter Schriftsatz wieder erscheint. Heute wissen wir, daß die Natur über einen ganzen Satz von enzymatischen „Schneidegeräten" verfügt. Jedes einzelne dieser Enzyme ist mit einem spezifischen Erkennungszeichen ausgerüstet, mit dessen Hilfe es den ihm zugeordneten Genabschnitt exakt lokalisiert. Der Mensch brauchte diese Werkzeuge für eine Gentechnologie nicht zu *erfinden,* er mußte sie nur *auffinden.* Die Entdeckung der sogenannten Restriktionsenzyme durch Werner Arber und Hamilton Smith sowie die erste Kartographierung spezifischer Erkennungszeichen für Genabschnitte durch Daniel Nathans war die Geburtsstunde der heutigen Gentechnologie. Ohne diese entscheidende Entdeckung stände man den Problemen einer Genchirurgie nach wie vor hilflos gegenüber. Und — dieser Tatsache wurde man sich erst allmählich bewußt — man hatte ein *natürliches* Werkzeug in die Hand bekommen. Die Gefahr, daß man damit *unbewußt* Mißbrauch treiben könnte, daß etwa beim Schneiden der Gensätze widernatürliche, unkontrollierbare Produkte entstehen könnten, läßt sich weitgehend ausschließen. Die Natur hat dies alles längst durchgespielt. Natür-

---

Abb. 4. Wirkungsweise des Restriktionsenzyms bei der Gentransplantation. Im oberen Teil des Bildes ist ein Palindrom aus unserer Sprache dargestellt. Es dient als Beispiel eines spezifischen DNA-Erkennungssignals für ein Restriktionsenzym. Dieses besitzt ebenfalls palindrome Struktur, wenn man die komplementären Sequenzen miteinander vergleicht. Das Restriktionsenzym erkennt die palindromartige Symmetrie des DNA-Abschnittes und schneidet beide Stränge so auf, daß zwei überstehende Haft-Enden mit komplementärer Bau-

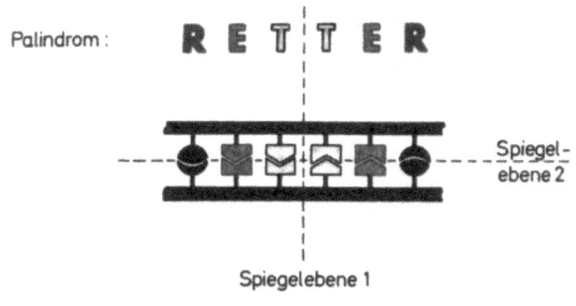

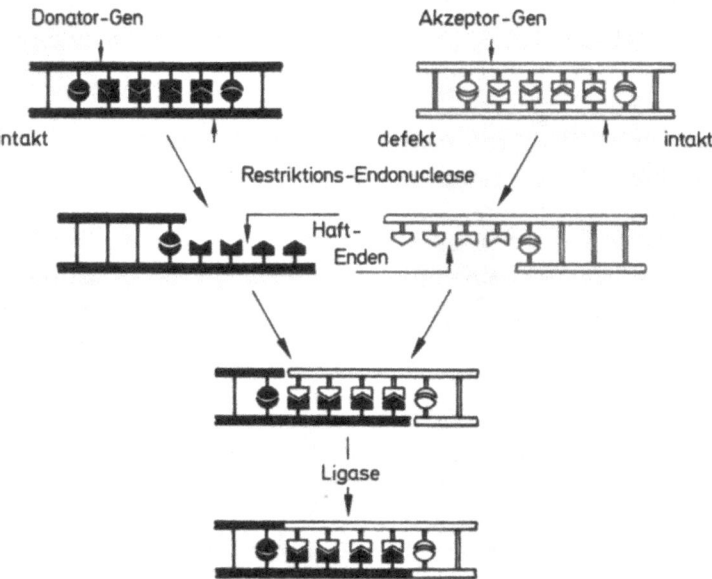

Abb. 4

steinsequenz entstehen. Da dieser Prozeß exakt reproduzierbar erfolgt, besitzen alle mit einem derartigen Enzym geschnittenen DNA-Stränge — also Donator und Akzeptor — zueinander passende Haft-Enden, mit deren Hilfe sie sich automatisch miteinander vereinigen. Das Enzym, das die komplementär eingepaßten Enden miteinander verschmilzt, nennt man Ligase (nach M. Eigen/ R. Winkler, „Das Spiel", Piper, München, 1975) lich war man sich von Anfang an sehr wohl darüber im klaren, daß man mit diesem Instrumentarium der Natur nicht etwa sorglos und unkontrolliert umgehen dürfe. (Jeder von uns weiß, daß man mit Streichhölzern nicht in einer Ölraffinerie herumspielt). Im Labor müssen Versuchsobjekte und Bedingungen stets so gewählt werden, daß eventuelle Entgleisungen unter Kontrolle bleiben. Je tiefer der Einblick in die zugrunde liegenden Mechanismen der konservativen Gentechnologie war, umso klarer wurde es, daß die Chancen möglicher Entgleisungen relativ klein sind und daß diese zu Beginn weit überschätzt worden waren.

Das Prinzip dieser Gentechnologie, das mit dem Schlagwort „rekombinative DNA" umrissen wird, ist in den Abb. 4 und 5 dargestellt.

Restriktionsenzyme, die ein bestimmtes Sequenzmuster der DNA erkennen, können den Doppelstrang gezielt auftrennen und in kleinere Abschnitte unterteilen. In den meisten Fällen erfolgt die Auftrennung so, daß an den Schnittstellen Haft-Enden mit definierter Bausteinsequenz überstehen. (Sofern das nicht der Fall ist, muß man solche Haft-Enden an die Schnittstelle ansynthetisieren). Über das gesamte Genom ist eine größere Zahl verschiedener Erkennungsmuster verteilt, ja jeder Gensatz ist von Natur aus mit einem vollständigen Restriktionsplan ausgestattet. Schneidet man einen bestimmten Abschnitt aus einem Donor-Strang heraus, so läßt sich dieser an der gleichen Stelle eines Akzeptor-Stranges (aus dem das entsprechende Stück zuvor herausgetrennt wurde) einsetzen. An den Schnittstellen passen die Haft-Enden komplementär zueinander und können

---

Abb. 5. Transportmechanismus bei der Genübertragung auf Mikroorganismen. Plasmide leben in „Symbiose" mit Zellen. Sie werden wie das genetische Material (Zellkern bzw. -kernäquivalent) bei der Teilung mitreproduziert. Eine Zelle, die diese „Symbiose" eingegangen ist, bezeichnet man als transformiert. (Oft wird die Plasmidinformation auch voll in den Kern integriert.) Nach dem in Abb. 4 gezeigten Prinzip läßt sich genetische Information in Plasmide integrieren. Die Plasmide werden dann als Transportvehikel für die zu übertragenden Gene verwandt (nach M. Eigen/R. Winkler, „Das Spiel", Piper, München, 1975)

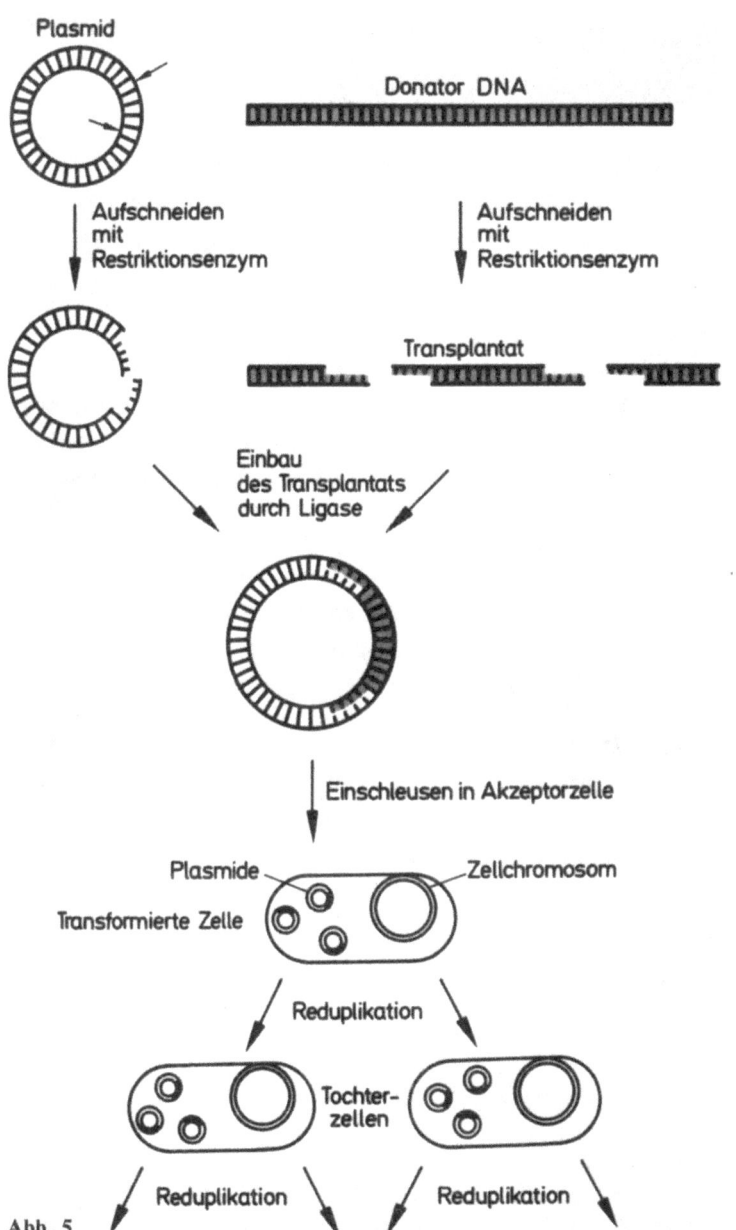
Abb. 5

dann mit Hilfe eines Enzyms, einer sogenannten Ligase, chemisch verknüpft werden. Das für derartige Operationen erforderliche Repertoir von Restriktionsenzymen ist heute in gereinigter Form im Handel erhältlich und wird in vielen Laboratorien bereits routinemäßig eingesetzt.

Anstelle von Restriktionsfragmenten aus Donorsträngen lassen sich auch transkribierte Gene (sogenannte m-RNA) verwenden, die man in DNA-Stränge rückkopiert (vgl. cDNA in Abb. 3), mit passenden Haft-Enden versieht und, wie die Restriktionsfragmente, über Vektoren in Wirtszellen einschleust. Als Vektoren eignen sich neben den Plasmiden besonders bestimmte Viren, die auch größere DNA-Fragmente (z. B. Schriftsätze mit etwa 15 000 Symbolen) aufnehmen. Vollständige Gensätze werden so von Organismen als Fragmente in Vektoren kloniert und durch Hybridisierung mit den entsprechenden Genkopien jeweils identifiziert. Auf diese Weise lassen sich heute ganze ,,Gen-Bibliotheken'' anlegen.

Die Erfolge dieser ,,Technologie'' sind längst manifest. Menschliches Insulin, von Coli-Zellen produziert, ist bereits auf dem Markt. Gentechnologisch hergestelltes menschliches Interferon ist in klinischer Erprobung. Wachstumshormone wie auch Regelsubstanzen des Immunsystems, sogenannte Lymphokine, werden folgen.

Manifest ist vor allem der Gewinn an neuer Erkenntnis. Erst mit Hilfe dieser neuen Technologie konnte ein Durchbruch in der Erforschung der Organisation des Genoms höherer Zellen sowie der Struktur und Funktion unseres Immunsystems erzielt werden. Zelltransformation und Tumorentstehung können nunmehr bis ins molekulare Detail hinein verfolgt werden.

Komplexität der Gene

Die Lokalisierung und Übertragung von genetischen Bauplänen — Grundlage der konservativen Gentechnologie — spiegelt nur einen Teilaspekt des Komplexitätsproblems der Molekularbiologie wider. Jedes Gen repräsentiert eine Funktionseinheit, die optimal an ihren Zweck im Gesamtgefüge der Lebensordnung angepaßt ist. Mit welchen Dimensionen des Komplexitätsproblems wir es hier zu tun haben, wird uns erst bewußt, wenn wir die Menge sämtlicher alternativer Symbolsequenzen, die aus einem einzigen Gen durch bloße Vertauschung der Symbole entstehen, ins Kalkül ziehen.

Die Zahl der Symbole in der Sequenz, die wir als Gen bezeichnen, übersteigt selten die Größenordnung tausend. Allein bei einer Genlänge von tausend Symbolen — jeder der tausend Positionen ist eins der vier Symbole A, T, G oder C zugeordnet — gibt es 4^{1000} alternative Anordnungen gleicher Länge. Diese Zahl ist unvorstellbar. Daran ändert sich auch nichts, wenn wir sie ins Dezimalsystem übersetzen, wo sie dann (etwa) 10^{600} lautet. Wir besitzen einfach keinerlei Vorstellungsvermögen für derartig große Zahlen.

Die Physiker können heute den gesamten Materiegehalt des Universums abschätzen. Er ist das Äquivalent von ,,nur'' etwa 10^{74} der genannten Gene. Das Alter des Universums beträgt nicht einmal 10^{18} Sekunden. Selbst wenn die gesamte Materie des Universums von Beginn, das heißt vom Urknall an, dazu benutzt worden wäre, ausschließlich Gene der genannten Länge zu produzieren, und wenn diese Gene innerhalb jeder Sekunde abgebaut und in veränderter Sequenz wieder aufgebaut worden wären, so hätten von den 10^{600} möglichen lediglich 10^{93} verschiedene Sequenzen durchprobiert werden können. Dieses Zahlendilemma wird wiederholt als Grund dafür angeführt, daß Leben nicht auf unserem Planeten, sondern irgendwo im Universum entstanden sein müsse. Das Massenverhältnis Universum/Erde beträgt aber ,,nur'' $\sim 10^{28}$, was gegenüber der erwähnten Diskrepanz der Größenordnungen absolut vernachlässigbar ist.

Aus diesem spektakulären Zahlen-Mißverhältnis läßt sich allein der Schluß ziehen, daß Gene, die eine optimale Funktionseinheit repräsentieren, nicht per Zufall, sondern in einem auf das Optimum ausgerichteten zielstrebigen Prozeß entstanden sind.

Dem Biologen unserer Tage muß das Postulat einer Zielstrebigkeit als Häresie erscheinen. Es hat aber eine verlockende Konsequenz: Ließe sich die Gesetzmäßigkeit finden, die einer solchen Zielstrebigkeit zugrunde liegt, so müßte es möglich sein, mit ihrer Hilfe den Prozeß im Laboratorium nachzuvollziehen. Das Ziel einer *evolutiven* Gentechnologie wäre damit in greifbare Nähe gerückt. Evolutive Gentechnologie, das bedeutet synthetische Genbaupläne und deren Übersetzungsprodukte einer gewünschten Funktion optimal anpassen.

Die Natur hat dieses Werk vollbracht, wenn auch in einem Laboratorium von planetarischem Ausmaß und in einer nach Millionen oder gar Milliarden Jahren zählenden Zeitspanne. Wenn es uns gelingt, das Prinzip einer ,,zielgerichteten Evolution'' aufzuklären und mit dem so gewonnenen Wissen unter Einsatz der uns zur Verfügung stehenden natürlichen molekularen Werkzeuge steuernd einzugreifen, so besteht wohl Aussicht, die räumlichen und zeitlichen Dimensionen des Optimierungsprozesses auf Laboratoriumsmaßstäbe zu komprimieren.

Der Sequenzraum der Gene

Angesichts der hyperastronomischen Größenordnungen, wie sie in den alternativen Sequenzanordnungen der Gene zum Ausdruck kommen, ist es wichtig, einen geeigneten Raum zur Darstellung der Mannigfaltigkeit individueller Sequenzen zu finden. Der drei-dimensionale Raum ist selbst bei kosmischen Abmessungen dazu offensichtlich nicht geeignet. Dazu kommt, daß sich in einem solchen Raum die Nachbarschaftsverhältnisse einander verwandter Sequenzen nicht korrekt wiedergeben lassen. Wir benötigen einen Raum, in dem wir uns trotz der immensen Komplexität der Sequenzrelationen leicht orientieren können. Das bedeutet, daß Sequenzen, die einander ähnlich sind, auch nahe beieinander angeordnet sein müssen. Die Schwierigkeit, dieses Problem in einem unserer Anschauung geläufigen Raum darzustellen, möchte ich an einem Beispiel erläutern.

Wir betrachten einen Anpassungsprozeß, in dem eine erwünschte Sequenz durch sukzessive Umbesetzung von Positionen zielstrebig angesteuert wird. Die Zielsequenz wird schließlich über sogenannte Vorläufersequenzen erreicht, die jener immer ähnlicher werden. Will man einen solchen Annäherungsprozeß in einer Ebene darstellen, so würde man zweckmäßigerweise die Zielsequenz in der Mitte plazieren und allen Vorläufersequenzen Abstände zur Zielsequenz zuordnen, die ihrer Ähnlichkeit mit dieser entsprechen. Demnach lägen beispielsweise alle Sequenzen, die sich in nur einer Position von der Zielsequenz unterscheiden, auf einem Kreis mit dem Radius „eins" um den Mittelpunkt, entsprechend die Zweifehler-Sequenzen auf einem Kreis mit dem Radius „zwei", usw. In einem solchen Diagramm lassen sich zwar die Abstände zur Zielsequenz korrekt wiedergeben, nicht aber die gegenseitigen Abstände möglicher Vorläufersequenzen. Das bedeutet, daß eine zusammenhängende, zum Ziele führende Route in diesem Diagramm nicht gezeichnet werden könnte, es sei denn, man rekonstruiert einen tatsächlich abgelaufenen Prozeß und ordnet willkürlich allen Vorläufersequenzen entsprechend benachbarte Punkte zu.

Wie die korrekte räumliche Anordnung der Sequenzen aussehen müßte, ist aus Abb. 6 zu ersehen: Alle Einfehler-Mutanten, bezogen auf die Zielsequenz, bekommen den Abstand „eins" und haben untereinander den Abstand „zwei". Jede Zweifehler-Mutante ist von der Zielsequenz um „zwei", von ihren beiden Einfehler-Vorläufern um „eine", von den beiden in einer Position mit ihr identischen Zweifehler-Mutanten um „drei" und von jeder weiteren (nicht überlappenden) Zweifehler-Mutante um „vier" Einheiten entfernt. Wenn man dieses Schema sukzessive unter Wahrung der korrekten gegenseitigen Abstände ausbauen will, so braucht man dazu einen Raum, der so viele Dimensionen hat, wie es Positionen in der Sequenz gibt. Nennen wir diese Zahl v, so finden sich alle Einfehler-Mutanten im Abstand eins zur Zielsequenz auf den v verschiedenen Achsen eines entsprechenden Koordinatenkreuzes. Zielsequenz und Zweifehler-Mutanten sitzen dabei auf den Diagonalpunkten von Quadraten,

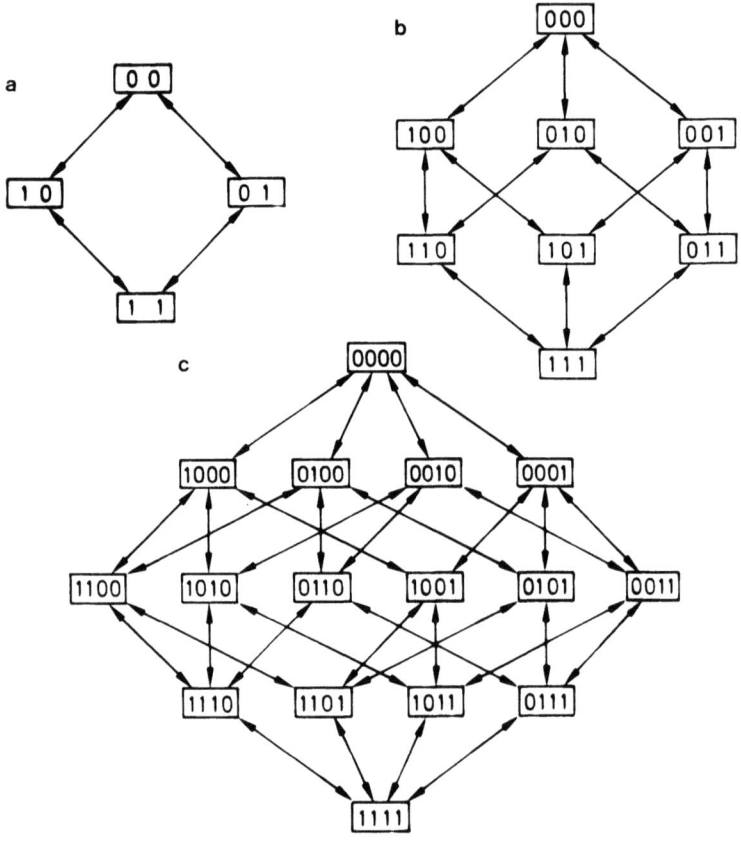

Abb. 6. Die Nachbarschaftsverhältnisse innerhalb einer Mutantenverteilung lassen sich nur im v-dimensionalen Sequenzraum korrekt darstellen, wobei v die Zahl der Positionen in der (in diesem Falle binären) Sequenz ist. Diese unserer Anschauung fremde Darstellungsweise wird im Bild an drei Beispielen erläutert: **a** zwei-dimensionale Darstellung für eine Sequenz mit zwei Positionen, **b** Projektion eines drei-dimensionalen Sequenzraumes für eine Sequenz mit drei Positionen, und **c** Konnektivitätsdiagramm für einen 4-dimensionalen Sequenzraum. 0 und 1 sind die beiden alternativen Besetzungen einer Position. Der Übergang von der Dimension 2 zur Dimension 4 macht die drastische Zunahme der Verknüpfungen mit steigender Dimension deutlich. Eine Sequenz mit v Positionen hat 2^v alternative Anordnungsmöglichkeiten, und es gibt $v! = 1 \times 2 \times 3 \times \ldots \times (v-1) \times v$ Wege zwischen den beiden extremen Besetzungen (in denen alle Positionen mit 0 bzw. 1 besetzt sind). Jeder Punkt hat v nächste Nachbarn, die Einfehler-Mutanten zu diesem Punkt darstellen

die sich aus den beiden, den Vorläufern zugeordneten Achsen konstruieren lassen. Man erhält bei Fortführung dieser Konstruktion schließlich ein v-dimensionales Gebilde, in dem 2^v (bzw. für vier Symbole A, U, G, C: 4^v) Punkte definiert sind.

Was gewinnen wir mit einer solchen höher-dimensionalen Darstellung? Welchen Vorteil erkaufen wir mit dem Verlust unseres Anschauungsvermögens? Der erste Vorteil wurde bereits erwähnt: Allein in dieser Darstellung werden die Abstandsverhältnisse für den gesamten Raum der Sequenzen korrekt wiedergegeben und damit ein Optimierungs- oder Anpassungsprozeß durch zusammenhängende Routen darstellbar. Das ist entscheidend, will man für diesen Optimierungsprozeß einen einfachen Algorithmus — eine Verfahrensregel — finden. Ein zweiter Vorteil ist, daß trotz der ,,Unermeßlichkeit'' dieses Raumes die Abstände relativ klein bleiben. Bei einer Genlänge von 1 000 Symbolen ist der größte Abstand 1 000. Dennoch erreicht die Zahl der Knotenpunkte die erwähnte, für uns unvorstellbare, Größenordnung 10^{600}. Eine Genlänge von 180 Symbolen würde bereits ausreichen, das gesamte Universum Ångström für Ångström abzubilden. Eine Sequenz von nur 23 Positionen wäre ausreichend, die gesamte Erdoberfläche im Quadratmetermaßstab zu kartieren. Man kann in dieser 23-dimensionalen Darstellung jedem Punkt eine Höhenangabe zuordnen. Die so dargestellte Landschaft wäre unvorstellbar bizarr. Der größtmögliche Abstand in diesem Raum wäre 23 ,,Meter''. Man ist also an keinem der rund 10^{14} Koordinatenpunkte um mehr als 23 ,,Meter'' von der Position des höchsten Berges entfernt. Freilich, es ginge um 23 ,,Ecken'' und man könnte sich in den 23 Dimensionen leicht verlieren, nicht minder als in den unermeßlichen Weiten auf der Oberfläche unseres Planeten.

Die berechtigte Frage lautet nun: bringt es irgendeinen Vorteil, wenn der Abstand klein, dafür aber die Zahl der Dimensionen (mäßig) groß wird? Für einen nicht-zielgerichteten, zufallsgesteuerten Prozeß halten sich Vorteil und Nachteil die Waage. Das ist aber nicht mehr der Fall, wenn ein Gradient existiert, der den Prozeß in eine bestimmte Richtung lenkt.

Denken wir an eine Bergtour. Man hat nicht unbedingt ein festes Ziel vor Augen, aber man will ,,hinauf", d. h. der Gradient liegt fest. Ist man erst einmal auf einer Paßhöhe oder einem Joch angelangt, so versucht man entlang dem Grat möglichst viele Gipfel zu erreichen, ohne zwischendurch zu viel an Höhe zu verlieren. Man ist allerdings durch die Eindimensionalität des Grates sehr eingeschränkt.

Im v-dimensionalen Raum gestaltet sich ein solcher Prozeß sehr viel günstiger. Hier kann man von jedem Punkt aus in v verschiedene Richtungen voranschreiten. Es gibt ,,Pässe" verschiedener Ordnung, an denen es in k Richtungen bergauf und in v-k Richtungen bergab geht (k $\leqq$ v). Die Konsequenz ist, daß alle Punkte der Landschaft viel stärker miteinander verknüpft sind, daß man leichter aus einer Senke heraus, oder von einem Gipfel zum anderen kommt.

Hier mag bereits die Parallele zum Optimierungsprozeß erkennbar sein. Doch haben wir noch nicht das Prinzip aufgedeckt, das den natürlichen Prozeß lenkt, und dessen notwendige Existenz wir allein aus der komplexen Realität geschlossen hatten.

Simplex Sigillum Veri

Dieser Spruch stand in großen Lettern an der Stirnwand des Hörsaales des Göttinger 1. Physikalischen Institutes. Als Studenten mochte uns das ganz und gar nicht einleuchten. Die Wirklichkeit ist komplex, in der Physik, der Chemie und in ganz besonderem Maße in der Biologie. Doch mit verum ist hier nicht die Wirklichkeit gemeint. Verum ist das Wahre, die Prinzipien, die hinter der Wirklichkeit stehen und sie gestalten.

Betrachten wir die in den Abb. 7-9 gezeigten Computergraphiken. Sie entstammen einer Experimentalstudie von Heinz Otto Peitgen und Peter Richter[1]. Man kann sich dem ästhetischen Reiz, der von diesen Bildern ausgeht, nicht entziehen und mag kaum glauben, daß derartig phantasievolle Gebilde von ei-

Abb. 7. Der im Text beschriebene Rückkopplungsprozeß $x \rightarrow x^2 + c$ wird, mit $x = 0$ beginnend, auf komplexe Parameter c angewandt. Die schwarz eingefärbte Figur gibt die Menge aller Werte in der komplexen c-Ebene wieder, für die x im Verlaufe des Prozesses nicht nach unendlich wandert. Man nennt die Menge der schwarzen Punkte nach ihrem Entdecker die Mandelbrot-Menge. Die „Knospen" dieser in der komplexen Zahlenebene erscheinenden Figur haben für den Mathematiker eine offensichtliche Bedeutung: Der Prozeß führt den Punkt $x = 0$ auf periodische Bahnen, die umso verzweigter werden, je feiner die „Knospe" ist

---

[1] Eine große Zahl farbiger Graphiken ist in einem Ausstellungskatalog erschienen. (Herausgeber: H. O. Peitgen, P. H. Richter, Forschungsgruppe „Komplexe Dynamik", Universität Bremen, in Verbindung mit den Max-Planck-Instituten für biophysikalische Chemie (Göttingen) und Mathematik (Bonn). Die Wiedergabe der Graphiken in den Abb. 7-9 erfolgt mit freundlicher Genehmigung der Autoren.

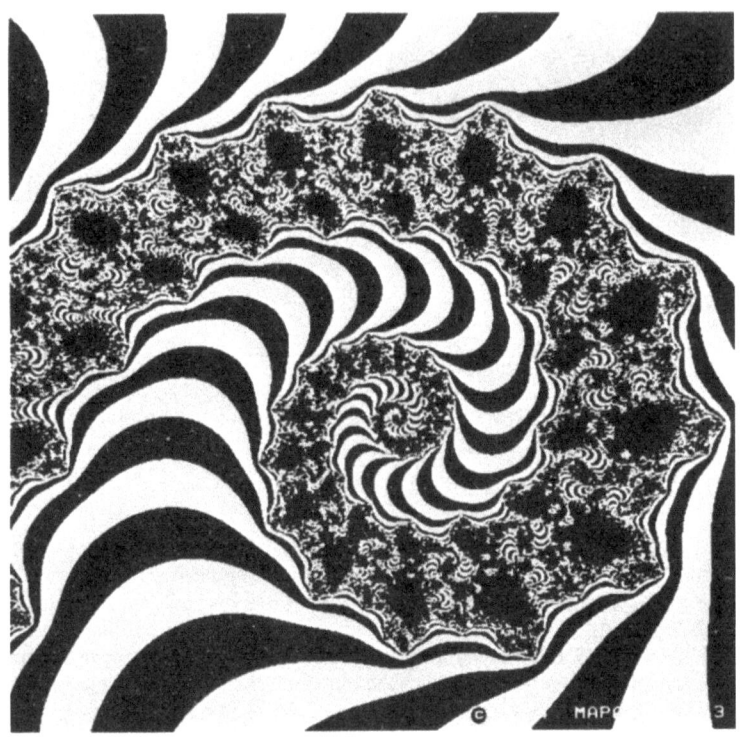

Abb. 8. Am Außenrand der Mandelbrot-Menge, also im weißen Gebiet der Figur 7, kann man analysieren, wie schnell der Prozeß den Punkt x = 0 nach unendlich führt. Dabei erhält man Niveaulinien, deren Zwischenräume hier abwechselnd schwarz und weiß wiedergegeben sind. Die komplexe Struktur dieses Bildes deutet an, wie ungeheuer zerklüftet der Rand der Mandelbrot-Menge ist. Der Ausschnitt liegt im Tal zwischen der Hauptfigur und der größten Knopse. Der Bildausschnitt entspricht den folgenden Werten von c: Imaginäranteil: oberer Bildrand 0.113385, unterer Bildrand 0.111960. Realteil: linker Bildrand — 0.745910, rechter Bildrand — 0.744485

nem Computer nach einem sehr einfachen Rückkopplungs-Algorithmus komponiert werden. Rückkopplung bedeutet hier, daß eine Rechenvorschrift immer wieder mit ihrem Ergebnis gefüttert wird. Der Computer beginnt mit einem Anfangswert x und wendet auf diesen die Rechenvorschrift an, zum Beispiel

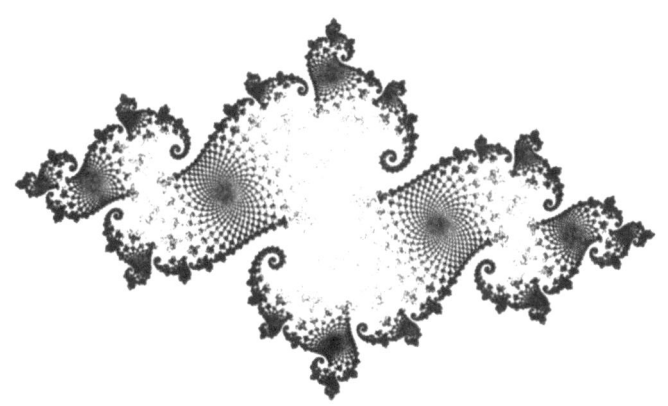

Abb. 9. Für einen ausgewählten Wert von c sehr nahe am Außenrand der Mandelbrot-Menge (Realteil: — 0.745430, Imaginärteil: 0.113010), und zwar aus dem Gebiet der Figur 8, wird hier in der x-Ebene die Menge von Punkten gezeigt, für die der Prozeß *nicht* nach unendlich führt. Eine genauere Analyse zeigt, daß diese Menge aus lauter isolierten Punkten besteht. Sie gruppieren sich allerdings zu spiraligen Figuren, die eine auffällige Ähnlichkeit mit Motiven der Abb. 8 zeigen

$x^2 + c$, wobei c eine vorgegebene Konstante ist. Dann koppelt er zurück, indem er das erhaltene Ergebnis als neuen x-Wert einsetzt. Diese Prozedur wird ständig wiederholt. Die gezeigten Bilder sind aus einem solchen Iterationsprozeß hervorgegangen. Wie das im einzelnen geschieht, ist in den Bildunterschriften erläutert.

Die hier als Beispiel gewählte sehr einfach anmutende quadratische Form $x^2 + c$ hat es „in sich". Was bei der Rückkopplung geschieht, hängt ganz entscheidend von der Wahl der Konstanten c ab. Für c = 0 werden alle von x kleiner als eins ausgehenden Prozesse nach null laufen, dagegen alle solchen für x größer als eins nach unendlich. Null und unendlich sind also Attraktoren, und eins stellt die Grenze für die Einzugsgebiete der Lösungen dar. Interessant wird es, wenn man für c die Werte — 1 oder — 2 wählt und die Folge zum Beispiel mit x = 0,5 beginnt. Im ersten Fall oszillieren die erhaltenen Werte, im zweiten Fall scheinen sie dagegen regellos zu schwanken, als wären sie erwürfelt worden. Sie sind aber keineswegs Zufallsergebnisse, sondern deterministische Lösungen der genannten Gleichung. Trotz dieser Determiniertheit müßte man den Ausgangswert sehr genau kennen, um nach einer längeren Folge von Iterationen noch das Ergebnis voraussagen zu können. Für den Mathematiker ist die Anfangszahl 0,5 genau definiert. In der Wirklichkeit aber läßt sich ein Zahlenwert, z. B. ein in einem Experiment bestimmter Meßwert niemals beliebig genau festlegen. Man nennt daher dieses eigenartige, auf lange Sicht nicht vorhersagbare Verhalten ,,deterministisches Chaos''.

Das Ganze mag zunächst wie eine Spielerei anmuten, es hat jedoch einen seriösen wissenschaftlichen Hintergrund. Schon die genannte Gleichung spielte für ein Verständnis nichtlinearer Phänomene in der Physik eine bedeutende Rolle. In transformierter Form finden wir sie in der Populationsdynamik, in der Laserphysik, in der Hydrodynamik (bei der Beschreibung der Turbulenz), wie auch bei den in diesem Aufsatz behandelten Phänomenen der molekularen Evolution. Grundlegende mathematische Einsichten wurden in den letzten Jahren aus einer Analyse der Lösungsmengen sowie ihrer Einzugsgebiete und deren Grenzen gewonnen.

Vor allem besticht aber die Schönheit und ästhetische Ausgewogenheit dieser Bilder. Kommt dies von ungefähr? Die komplexen Strukturen erinnern an Formen, die wir in der belebten Welt antreffen, oder an Gebilde, die unserer Phantasie entstammen könnten. Entstehen die natürlichen Phänomene vielleicht nach ähnlichen, einfachen Algorithmen, deren Auswirkungen und Manifestationen ebensowenig vorhersagbar sind wie die ,,chaotischen'' Lösungen? Gibt es hier einen Zusammenhang, der tiefer reicht als die formale Analogie? Wir wissen es nicht. Wir finden im Bereich der Lebenserscheinungen allenthalben komplexe Strukturen, hinter denen einfache Bildungsalgorithmen stehen. Komplexität in den Strukturen der Wirklichkeit bedeutet nicht unbedingt Komplexität der Prinzipien, die die Wirklichkeit gestalten. Das ist die Lehre, die wir aus den hier gezeigten Bildern ziehen.

Prinzip und Realität in der Biologie

Auch die komplexen Baupläne des Lebens verdanken ihre Entstehung einem einfachen Algorithmus: Darwins Prinzip der natürlichen Auslese. Über den Inhalt dieses Prinzips war man sich lange im Unklaren. Als eine Betriebsanleitung, die die Entstehung der komplexen Vielfalt der Lebewesen regelt und damit die Realität des Phänomens Leben lückenlos erklärt, konnte es unmöglich taugen. Ein Prinzip beschreibt nicht den Prozeß an sich, sondern das, was in dem Prozeß mit reproduzierbarer Regelmäßigkeit wiederkehrt. Damit abstrahiert es von der Wirklichkeit.

Zunächst hielt man das Prinzip der natürlichen Auslese für eine bloße Tautologie. Wenn der bestangepaßte Typ allein durch die Tatsache des Überlebens charakterisiert ist, dann allerdings bedeutet ,,survival of the fittest" nichts anderes als ,,survival of the survivor". Die Populationsgenetik in der ersten Hälfte dieses Jahrhunderts hat diesen Sachverhalt ins rechte Licht gerückt. Es handelt sich weder um eine Tautologie noch um ein der belebten Materie inhärentes mystisches Axiom. Darwins Prinzip läßt sich als eine Relation formulieren, die als unmittelbare Konsequenz aus der Selbstreproduktion der Lebewesen hervorgeht. Als solche wirkt sie sich im Sinne eindeutiger Selektion nur unter besonderen Voraussetzungen aus. Selektion kann in Koexistenz übergehen, ohne daß das Prinzip damit verletzt wäre. Darwins Prinzip ist kein weltanschauliches Dogma, sondern eine ,,wenn-dann"-Beziehung wie viele unserer Naturgesetze. Nur *wenn* die Voraussetzungen erfüllt sind, kann das vom Gesetz vorhergesagte Ergebnis eintreten. *Dann* aber ist diese Konsequenz unausweichlich.

Was leistet Darwins Prinzip als Naturgesetz? Seine wesentliche Bedeutung liegt darin zu zeigen, daß die Zahl der im Evolutionsprozeß erscheinenden Gensequenzen stark eingeschränkt ist. Wir hatten von den 10^{600} alternativen Sequenzen eines aus 1 000 Symbolen bestehenden Gens gesprochen. Diese Zahl hätte als Wahrscheinlichkeitsmaß nur dann einen Aussagewert, wenn jede der 10^{600} möglichen Alternativen tatsächlich auftreten könnte, wie es der Fall wäre, wenn eine bestimmte Sequenz erwürfelt werden müßte. Gerade das aber wird durch Selektion verhindert bzw. stark eingeschränkt.

Das Bemühen, einen in der historischen Wirklichkeit abgelaufenen Prozeß: die Entstehung der Arten von den ersten Proteinmolekülen bis hin zum Menschen auf die Wirkung *eines* Prinzips reduzieren zu wollen, ist für ein Verständnis der Natur dieses Prinzips eher hinderlich gewesen. So hat sich auch eine Interpretation eingebürgert, die, wäre sie in ihrer extremen Form richtig, unweigerlich bedeutete, daß die Evolution schon bald in einer Sackgasse gelandet wäre. Diese Interpretation lautet: Selektion ist als deterministischer Prozeß unausweichlich, sobald die vorteilhafte Mutante auftritt. Das Erscheinen dieser Mutante ist jedoch vollkommen dem Zufall überlassen, ein stochastischer Prozeß, für den es keinerlei Zielstrebigkeit gibt. Das Problem der großen Zahlen alternativer Sequenzen, das durch das Selektionsprinzip gerade überwunden schien, schliche sich so wieder zur Hintertür herein. Bei dieser Interpretation müßte der Evolutionsprozeß auf einen relativ niedrigen Werthügel zugelaufen. Jedem „Sprung" von dort auf den nächsthöheren Werthügel müßte wiederum ein statistisches Durchspielen aller Alternativen vorangehen. Bedenkt man, daß schließlich der dem optimalen Bauplan entsprechende Wertgipfel nur noch durch Überwindung riesiger Sprungweiten zu erreichen ist, so wird man sich bald von der Hoffnungslosigkeit, auf diese Weise das Ziel erreichen zu können, überzeugen.

Die oben gegebene Interpretation des Selektionsprinzips ist jedoch nicht korrekt. Das sieht man besonders deutlich, wenn man dieses auf ein eindeutig definiertes Modell, etwa die Selbstreproduktion der Genbaupläne anwendet. Man erkennt dann,

1. daß Mutanten nicht völlig regellos entstehen, sondern aus den in der Verteilung am häufigsten erscheinenden Vorläufern hervorgehen,
2. daß die Frage, welche Vorläufer am häufigsten in der Verteilung vorkommen, wiederum von deren Selektionswert relativ

zu dem der optimalen Variante innerhalb der Verteilung abhängt,
3. daß Selektionswerte nicht regellos verteilt sind, sondern in zusammenhängenden Regionen angeordnet sind (ähnlich wie die Höhenwerte auf der Erdoberfläche, die sich auch zusammenhängend in Gebirgsregionen und Tiefebenen aufteilen) und schließlich
4. daß diese — keineswegs regellose — Verteilung der Selektionswerte im v-dimensionalen Sequenzraum der Genbaupläne erscheint, in dem die Abstände klein und alle Wege vielfältig miteinander vernetzt sind.

Die Konsequenz dieses Sachverhalts (die sich quantitativ erst aus einer exakten mathematischen Analyse des Problems ergibt) läßt sich bildlich folgendermaßen beschreiben: In der Wertlandschaft im v-dimensionalen Sequenzraum sind praktisch nur die durch viel-dimensionale Grate miteinander verknüpften Gipfel des Wertgebirges besetzt. Bei optimaler Korrelation zwischen Sequenzlänge und Besetzungszahl läßt sich immer ein ansehnlicher Gipfel erreichen (vgl. Abb. 10).

Zwei Anwendungen der neu gewonnenen Erkenntnisse bieten sich unmittelbar an: Die erste ist in die Vergangenheit gerichtet. Die Genbaupläne, so wie wir sie heute durch Sequenzanalyse in Organismen verschiedener Entwicklungsstufen bestimmen und zueinander in Beziehung setzen können, enthalten Information über ihre Evolution, die sich im Sequenzraum quantitativ widerspiegelt. Die Topologie der Verwandtschaftsverhältnisse läßt sich dabei eindeutig aus den Daten ableiten. So ergibt sich aus einem Sequenzvergleich eines bestimmten Gens in verschiedenen Arten eine für die Phylogenie typische, baumhafte Verknüpfung, die auf eine sukzessive Auffächerung hinweist. Für eine Familie verwandter Gene innerhalb eines bestimmten Organismus erhält man dagegen eine büschelhafte Struktur, aus der sich der Vorläufer, das „Ur-Gen", rekonstruieren läßt. Die Evolution der molekularen Maschinerie der Zellen läßt sich damit bis in früheste Stadien zurückverfolgen. Diese datieren

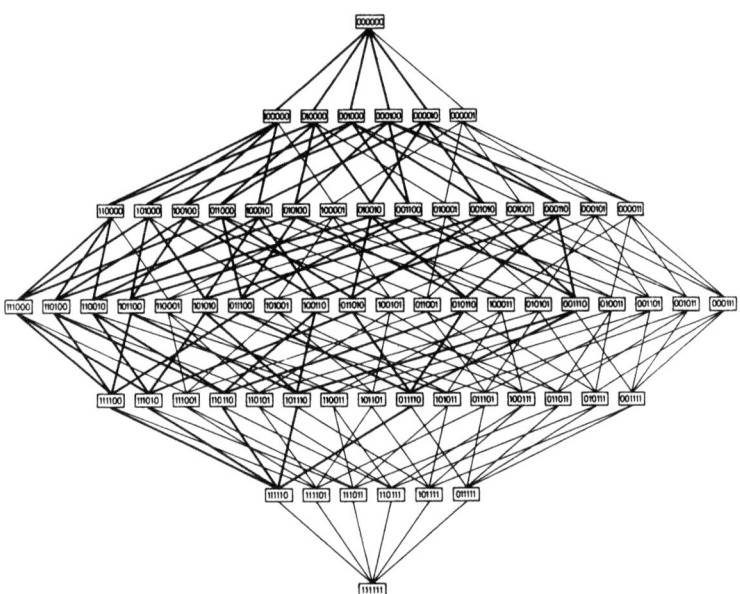

Abb. 10. In einer binären Sequenz mit 300 Positionen gibt es ca. 10^{12} verschiedene der in diesem Bild dargestellten, 6-Fehler-Mutanten zugeordneten Regionen. Einige von diesen enthalten Mutanten, die sich in ihrem Selektionswert nur geringfügig vom Wildtyp unterscheiden. Mutanten mit großem Fehlerabstand vom Wildtyp treten zahlenmäßig nur dann nennenswert in Erscheinung, wenn sie sich einer solchen Region zuordnen lassen. Da die Selektionswerte — ähnlich wie Gebirge und Ebenen auf der Erde — zusammenhängend und nicht zufallsartig verteilt sind, gibt es aufgrund der starken Verknüpfung gute Chancen, in einer solchen „Gebirgsregion" den höchsten Punkt zu finden. In der evolutiven Gentechnologie versucht man aus Selektionswertmeßdaten die „Gebirgsregionen" und deren höchste Punkte zu lokalisieren. Die fett gezeichneten Verbindungslinien gehören zum Verzweigungsbereich einer 5-Fehler-Mutante. Das Bild macht noch einmal die starke Zunahme der Vernetzung mit ansteigendem Fehlerabstand deutlich (s. auch Abb. 6)

sämtlich innerhalb des Rahmens der zeitlichen Existenz unseres Planeten. Es gibt also historische Zeugnisse dafür, daß Leben sich auf unserem Planeten entwickeln konnte und nicht erst aus dem Universum importiert werden mußte.

Die zweite Anwendung ist in die Zukunft gerichtet. Die theoretisch und experimentell gesicherten Kenntnisse über die Mechanismen der Evolution der Gene lassen sich gezielt für eine evolutive Gentechnologie ausnutzen.

Evolutive Biotechnologie

Es scheint, als hätten wir bei unseren Betrachtungen das Homunculus-Problem ganz aus den Augen verloren. Für den Molekularbiologen unserer Tage ist jedoch Homunculus nichts anderes als der *künstlich erzeugte* ,,aperiodische Kristall'' eines DNA-Moleküls, das für eine Lebensfunktion codiert. In der konservativen Gentechnologie geht man von den natürlichen Trägern der Lebensfunktionen (z. B. Genen höherer Organismen) aus, die man durch einen — der Natur abgeschauten — Kunstgriff auf einen Mikroorganismus überträgt. Da sich ein Mikroorganismus leicht vervielfältigen läßt, kann man das Genprodukt in großen Mengen reproduzierbar herstellen. Der vom Biologen ausgewählte Mikroorganismus ist zwar ein ,,natürliches'' Lebewesen, doch ist das eingepflanzte Gen nicht ,,natürlicher'' Bestandteil seines Genoms. Nichtsdestoweniger sind sowohl das erhaltene Produkt als auch die Art seiner Produktion als ,,natürlich'' zu bezeichnen.

Ein molekularer Homunculus, ein echtes Kunstprodukt, das Eigenschaften aufweist, die für lebende Organismen charakteristisch sind, könnten nach den oben erläuterten Prinzipien der molekularen Selbstorganisation auch durchaus evolutiv erzeugt werden — also nach den gleichen Prinzipien, wie sie die Natur anwendet, jedoch außerhalb eines lebenden Organismus, etwa in einer Maschine. Das Wesentliche an einer solchen Maschine wäre, sie so zu programmieren, daß sie durch geschickte Ausnutzung unserer Kenntnisse über den Sequenzraum und seine Besetzung den Prozeß automatisch in die optimale Richtung lenkt. (Im Göttinger Max-Planck-Institut bauen wir zur Zeit am Prototyp einer solchen Evolutionsmaschine.) Die Theorie zeigt, daß es möglich sein sollte, das Komplexitätsproblem auf Laboratoriumsmaßstäbe zu reduzieren. Aber auch dann hat man es noch immer mit gigantischen Zahlen zu tun, denn die Bewältigung der Komplexität ist die eigentliche Aufgabenstellung der Maschine. Das bedeutet Parallelbehandlung und automatische Registrierung einer sehr großen Zahl individueller Klone, iterative Selektion und (computergesteuerte) Suche des optimalen Lösungsweges. In Verbindung mit der heute üblichen konservativen Gentechnologie könnte eine solche Maschine neue Maßstäbe für eine evolutive Biotechnologie setzen.

Andererseits ist man jedoch weit davon entfernt, auf diesem Wege etwa autonome lebende Systeme zu erzeugen. Das geregelte Zusammenspiel von Tausenden von Genen, wie es im Erscheinungsbild und Funktionsablauf des Lebensprozesses zum Ausdruck kommt, ist auch für den Molekularbiologen unserer Tage noch immer ein Buch mit sieben Siegeln.

Wissen — Können: Dürfen?

Die Ergebnisse der Forschung beweisen, daß Leben als ein Naturprinzip, als reproduzierbare Regelmäßigkeit natürlichen Geschehens verstanden werden kann. Die Regularität „Leben" ist durch Prinzipien charakterisierbar. Die hierdurch gesteuerten materiellen Prozesse lassen sich mathematisch beschreiben und im Laboratorium geordnet nachvollziehen. Dabei stellt sich heraus, daß ein bestimmtes Verhalten aus definierten Rahmenbedingungen hervorgeht, ja aufgrund der Bedingungen unausweichlich ist. Damit wissen wir allerdings noch nicht sehr viel über die realen Spielarten des Lebens, noch über den historischen Prozeß der Lebensentstehung. Die Theorie sagt uns lediglich, was möglich, respektive was nicht möglich ist. Theorie bedeutet Abstraktion vom natürlichen Geschehen, Fokussierung auf ein „wenn-dann" Verhalten.

Die für die Entstehung des Lebens maßgeblichen Naturprinzipien gehen aus den uns bekannten Grundlagen der Physik und

Chemie hervor. Nichtsdestoweniger sind sie typisch für das Phänomen „Leben" und beschreiben ein Verhalten, das in Prozessen der unbelebten Welt nicht anzutreffen ist. Leben ist ein Ordnungszustand, doch ist diese Ordnung zum Unterschied von den dem Physiker und Chemiker geläufigen Gleichgewichtsstrukturen nicht im Detail vorhersagbar. Wachstum und Selektion schließen Instabilitäten ein, in denen molekulare Fluktuation sich zu makroskopischen Dimensionen aufschaukeln. Dennoch ist die Kausalkette: Reproduktion → Wachstum → Selektion → Evolution determiniert, somit vorhersagbar und im Laborversuch nachvollziehbar. Sol Spiegelman in den USA hatte als erster solche Versuche begonnen. Manfred Sumper und Christof Biebricher in Göttingen haben gezeigt, daß optimal angepaßte Produkte (RNA-Moleküle) evolutiv — nach den Prinzipien der Natur — im Reagenzglas erhalten werden können.

Viele Menschen geraten durch die neuen Erkenntnisse der Molekularbiologie in einen Glaubenskonflikt. Sie haben offensichtlich mit dem Begriff Schöpfung schon eine Vorstellung verknüpft, in die eine „natürliche" Erklärung nicht hineinpaßt. Ist aber nicht *jede anthropomorphe Vorstellung* vermessen angesichts der Größe der Schöpfung? Auch die Naturgesetze sind Teil der Schöpfung. Es gibt in der Geschichte der Naturwissenschaften nicht den geringsten Hinweis dafür, daß Naturgesetze vom Schöpfer je außer Kraft gesetzt worden wären. Wann immer es so schien, stellte sich sehr bald heraus, daß es allein *unsere* mangelnde Kenntnis der Naturgesetze war, die den Widerspruch provoziert hatte. Die Naturprinzipien der Evolution, so wie sie sich heute im Laboratorium testen lassen, sind offensichtlich inhärenter Teil eines Schöpfungsmechanismus. Sie wissenschaftlich objektiv zu erforschen — zu ergründen, was ergründbar ist — und dieses, ebenso wie das nicht Ergründbare, zu verehren, dies allein wäre der Größe und Großartigkeit der Schöpfung angemessen. Die Natur ist erforschbar. Einstein hat einmal gesagt: „Raffiniert ist der Herrgott, aber boshaft ist er nicht." Er gestattet uns, seine Prinzipien zu erkennen — wenn wir uns der Mühe des Forschens unterziehen.

„Wissen" und „Können" hat darüber hinaus einen ethischen Aspekt: Darf man das, was man weiß und kann, auch wirklich anwenden, ja dürfen wir alles, was erforschbar ist, erforschen? Ist nicht gelegentlich Zurückhaltung angezeigt, ja gibt es nicht gar absolute Tabus?

Die Molekularbiologen haben zu Beginn der Ära der Gentechnologie, nämlich in dem Augenblick, als man die Enzyme gefunden hatte, mit dessen Hilfe sich Gene transplantieren lassen, diese Frage gestellt. Auf der Asilomar-Konferenz in Kalifornien sind sie selber für ein Moratorium eingetreten. Die Handhabung der neuen Technik sollte so lange eingeschränkt bleiben, bis die Fragen nach möglichen Gefahren und Auswirkungen besser beantwortet werden konnten. Anfängliche Befürchtungen ließen sich sehr bald entkräften, vor allem nachdem klar geworden war, daß Genübertragung in der Natur Routine ist. Das Moratorium war damit überholt. Als man erkannte, welch wertvolle Erkenntnisse, z. B. über das Krebsproblem, oder über das Immunsystem, auf diesem Wege zu gewinnen waren, wurde die Forschung gar intensiviert. Ohne Wissen sind Entscheidungen dieser Art nicht zu fällen. Das Können ist die Drehscheibe zwischen Wissen und Dürfen. Ob wir etwas können oder nicht, müssen wir ausprobieren. Das ist so lange problemlos, als die Konsequenzen des Experiments noch überschaubar sind.

Wissen, Können und Anwendung dessen, was man kann, werden meistens nicht klar auseinandergehalten. In der Öffentlichkeit herrscht darüber große Verwirrung. Die ethische Fragestellung bezieht sich in erster Linie auf das Dürfen. Forschen und Anwenden werden vor allem in der politischen Diskussion oft durcheinandergebracht. Doch wir müssen das, was wir wissen und können, auch anwenden. Sonst können 5 Milliarden Menschen nicht unter menschenwürdigen Bedingungen leben. Es gibt kaum eine Anwendung, die nicht auch Schäden hinterläßt. Die Frage nach dem Dürfen setzt ein sorgfältiges Abwägen von Nutzen und Schaden voraus. Ja Unterlassen kann oftmals den größeren Schaden bedeuten als Anwenden. Um die richtige

Entscheidung treffen zu können, brauchen wir das Wissen, und zwar um so mehr, je weniger wir davon anwenden dürfen. Dieses Wenige läßt sich ja nur auf diese Weise herausfinden. Wer das verneint, setzt die Lebenschancen der Menschheit aufs Spiel.

Auf David Hilberts Grabstein (auf dem Göttinger Stadtfriedhof) sind — wie eine Kampfansage an das sterile „Ignorabimus" — die Worte eingemeißelt:

„Wir müssen wissen, wir werden wissen."

Mein besonderer Dank gilt Dr. Ruthild Winkler-Oswatitsch für vielfältige Anregungen und Hinweise bei der Abfassung des Manuskripts. Prof. Dr. Peter Richter verdanke ich die Vorlagen für die Abb. 7-9 nebst Erläuterungen.

Grundlagen der Krankheitsbetrachtung

W. WIELAND

Geistige Grundlagen der Krankheitsbetrachtung —: unter diesem mir zugefallenen Thema sollen keineswegs die Prinzipien analysiert werden, nach denen sich die vielen einzelnen Krankheitsbilder, an denen sich der Arzt in seiner Arbeit orientiert, beschreiben, untersuchen und klassifizieren lassen. Ebensowenig sollen die theoretischen Grundprobleme erörtert werden, die im Hintergrund jenes diagnostischen Prozesses stehen, der darauf zielt, den Zustand eines individuellen hilfsbedürftigen Menschen einem derartigen Krankheitsbild zuzuordnen. Die Frage nach den geistigen Grundlagen der Krankheitsbetrachtung zielt in eine andere Richtung: Hier geht es darum, welcher Art die Grundlagen sind, die wir als für uns verbindlich ansehen, wenn wir einen bestimmten Vorgang oder einen bestimmten Zustand eines Menschen als „krank" einstufen und damit zugleich gegenüber allen nichtkranken, d. h. gesunden Vorgängen und Zuständen abgrenzen. Es geht mithin um nichts anderes als um den Begriff der Krankheit überhaupt.

Überlegungen, die den Inhalt und die sachgerechte Definition derartiger Grundbegriffe zum Gegenstand haben, hält manch einer für steril. Denn man macht immer wieder die Erfahrung, daß über Fragen, die mit Grundbegriffen verbunden sind, nur selten Einigung erzielt werden kann, — ganz im Gegensatz zu eingegrenzten Detailfragen, bei denen man, wenn sie nur hinreichend präzisiert worden sind, in der Mehrzahl der Fälle die Chance hat, eine Antwort zu finden, die allgemeiner Anerkennung sicher sein kann, wenn es einem nur gelungen ist, die spezifische Methodik ausfindig zu machen, die eine solche Antwort ermöglicht. Die Vorbehalte gegenüber Reflexionen im Bereich der Grundbegriffe, wie sie sich gerade in der Medizin immer wieder Geltung verschaffen, stützen sich auch noch auf einen anderen Sachverhalt: der Bereich wahrer medizinischer Sätze und sinnvoller ärztlicher Handlungsmöglichkeiten wird nämlich durch das Ergebnis derartiger Reflexionen niemals vergrößert. Dieser Bereich ist andererseits, wie jedermann weiß, ins fast Unabsehbare dadurch vergrößert worden, daß die neuzeitliche Medizin Ergebnisse der theoretischen Naturwissenschaften in ihrem Bereich übernahm und sie zugleich als Prämissen ihrer Arbeit akzeptierte. Ergebnisse, wie sie auch im günstigsten Fall ein Gespräch zwischen Medizin und Philosophie erzielen kann, werden eine vergleichbare Wirkung selbst dann nicht haben, wenn ein solches Gespräch geglückt sein sollte. Unter diesen Umständen ist es nur konsequent, wenn etwa Fritz Hartmann in bezug auf die Begriffe ,,Gesundheit'' und ,,Krankheit'' feststellt: ,,Die beiden Begriffe haben für die praktische und wissenschaftliche Medizin keinerlei normative Bedeutung.''

Trotzdem ist man weit davon entfernt, den Bereich unverbindlicher Spekulationen zu betreten, wenn man Inhalt und Umfang des Krankheitsbegriffs zur Diskussion stellt. Denn der Krankheitsbegriff wird nun einmal trivialerweise ständig verwendet; weder innerhalb noch außerhalb der Medizin kann man darauf verzichten, zwischen krank und gesund zu unterscheiden. Nur unter bestimmten Voraussetzungen ist man bereit — um sich einmal an der Redeweise der Soziologen zu orientieren —, einem Menschen die ,,Rolle'' des Kranken zuzubilligen und damit zugleich auch die Konsequenzen zu akzeptieren, die mit einer derartigen Rollenzuweisung nun einmal verbunden sind. Das System der sozialen Sicherheit sorgt im übrigen freilich dafür, daß bereits pragmatische Gründe im Hinblick auf die Anwendung des Krankheitsbegriffs dazu zwingen, präzise Abgrenzungen vorzunehmen. Das überrascht einen denn auch gar nicht, wenn man nur die heute sehr wirkungsmächtigen Tendenzen in Rechnung stellt, die darauf zielen, den Bereich der Zustände, die gleichsam unter dem ,,Schutz'' des Krankheitsbegriffs stehen, immer mehr auszuweiten — nicht selten sogar bis über die Grenze hinaus, jenseits derer es nur noch um die Folgen nicht geglückter Bewältigung lebenspraktischer Fragen geht. Die Auffassungen auch des Arztes darüber, was als krank zu gelten hat, werden im Kraftfeld dieser Tendenzen nachhaltig modifiziert.

Schon hier dürfte deutlich werden, daß man sich nicht nur im Raum wertfreier Theorie bewegt, wenn man der Frage nachgeht, wie der Begriff der Krankheit auf sachgerechte Weise zu definieren sei. In Wahrheit konkurrieren hier nämlich nicht nur unterschiedliche Auffassungen, sondern auch divergierende Interessen. Weil nicht nur von der aktuellen Krankheit selbst, sondern indirekt auch von der Definition des Krankheitsbegriffs Dinge abhängen, die unmittelbar in das Leben des einzelnen Menschen eingreifen, ist es verständlich, daß es selbst dort, wo es um die Definition von Begriffen geht, zu Kompetenzstreitigkeiten kommen kann. Man sollte gerade deshalb darauf achten, daß dieser Streit um die Definitionskompetenz nicht nur zwischen den Vertretern der Medizin und den Vertretern der staatlichen und gesellschaftlichen Ordnung ausgetragen wird. Zu leicht vergißt man, daß gerade hier der Patient legitimerweise sein Recht zur Mitsprache anmelden kann. Gewiß wird gerade der gute Arzt dieses Recht oft treuhänderisch wahrnehmen müssen. Gerade deshalb darf er aber nicht darüber hinwegsehen, daß dieses Mitspracherecht des Patienten originär und unabgeleitet ist, wenn über die Frage verhandelt wird, wie Krankes und Gesundes voneinander abgegrenzt werden können, — gleichgültig, ob über diese Dinge in abstracto oder implizit an Hand des konkreten Falles verhandelt und entschieden wird.

Gibt es dann aber legitimationsfähige Kriterien, auf Grund deren man in diesem Bereich begründbare Entscheidungen treffen kann? Man muß noch nicht einmal in der Geschichte der Medizin nachforschen, wenn man Beispiele an die Hand bekommen will, bei deren Erörterung implizit auch die Definition des Krankheitsbegriffs berührt wird. Innerhalb der alltäglichen Tätigkeit des Arztes scheinen derartige Fragen freilich nicht aufzutauchen; die Antwort auf sie scheint dem Bereich jener Dinge anzugehören, nach denen man nicht eigens fragt, weil sie sich von selbst verstehen. Welche Aktualität sie haben, wird jedoch sofort deutlich, wenn es um die Abgrenzung normaler und pathologischer Alterungsvorgänge geht; wenn es darum geht, den Krankheitswert von Erscheinungen des menschlichen Verhaltens zu beurteilen, die von der Durchschnittsnorm abweichen. Hierher gehören auch Fragen, die den Umgang des Menschen zu sucherzeugenden Mitteln, insbesondere zum Alkohol betreffen; schließlich auch die Tatsache, daß eine immer mächtiger werdende Tendenz der öffentlichen Meinung dem Arzt in unseren Tagen zumutet, mit unerwünschten Schwangerschaften umzugehen, als handelte es sich um Krankheitsfälle.

Geht es um eine korrekte Explikation des Krankheitsbegriffs, ist es sinnvoll, besondere Aufmerksamkeit auf die Frage zu wenden, wie der formale Status der Medizin als Wissenschaft zu bestimmen ist. Hier freilich wird man auf die Annahme verzichten müssen, daß die heute so beliebte Einteilung in Natur- und Geisteswissenschaften so etwas wie eine Fundamentalalternative repräsentiert und daß die Medizin unter der Voraussetzung dieser Alternative dem Bereich der Naturwissenschaften zuzuordnen ist. Man sollte nämlich nicht übersehen, daß die Alternative von Natur- und Geisteswissenschaften allenfalls im Bereich der theoretischen Disziplinen Anwendung finden kann. Diesen Disziplinen steht aber gleichberechtigt die Hemisphäre der praktischen Wissenschaften gegenüber. In diese Hemisphäre gehört die Medizin. Anders als im Bereich theoretischen Forschens geht es in den praktischen Wissenschaften nicht darum, bestehende Sachverhalte zu erkennen und diese Erkenntnis zu begründen. Denn die praktischen Wissenschaften machen es sich zur Aufgabe, bestimmte Handlungen zu ermöglichen und zu legitimieren. Sie werden dabei freilich nicht umhin können, auch von den Ergebnissen Gebrauch zu machen, die von den theoretischen Disziplinen erzielt und bereitgestellt werden. So hätte die Medizin zu dem, was sie heute ist, nicht werden können, wenn sie nicht in weitestem Umfang Ergebnisse und Methoden der theoretischen Naturwissenschaften fungibel gemacht hätte. Doch dadurch ist sie selbst noch lange nicht zu einer dieser Wissenschaften geworden.

Der Eigenart der praktischen Disziplinen wird die moderne wissenschaftstheoretische Diskussion zumeist nur wenig gerecht. Man sieht in ihnen bezeichnenderweise in der Regel ,,angewandte'' Wissenschaften; so gilt dann beispielsweise die Medizin als ,,angewandte'' Naturwissenschaft. Selbstverständlich soll niemand daran gehindert werden, sich einer derartigen Redeweise zu bedienen. Man sollte jedoch nicht vergessen, daß die mit dem formalen Status der Medizin verbundene Strukturproblematik durch den Ausdruck ,,Anwendung'' vielleicht markiert, aber gewiß nicht aufgelöst wird. Die Probleme, die sich im Zusammenhang mit der Bereitstellung der ,,anzuwendenden'' Hilfsmittel ergeben, sind von sekundärer Bedeutung verglichen mit den Problemen, die sich im Hinblick auf die Normierung der anwendenden Tätigkeit selbst ergeben.

Sprechen wir von der Medizin als einer praktischen Wissenschaft, so richten wir unsere Aufmerksamkeit darauf, daß ihr Ziel nicht im Erkennen, sondern im Handeln liegt. Alles Erkennen erfüllt in der Medizin immer nur Dienstfunktionen im Rahmen von Handlungszusammenhängen, innerhalb deren die Wirklichkeit in einem bestimmten Bereich, nämlich im Bereich des kranken Menschen verändert und gestaltet werden soll. Wer handelt, hat es stets mit Alternativen zu tun, zwischen denen eine Vorzugswahl getroffen werden muß. Gewiß muß der Handelnde darum bemüht sein, sich über die Randbedingungen seines Handelns eine möglichst zuverlässige und genaue Kenntnis zu verschaffen. Weil er handelt, hat er es jedoch zugleich auch mit den Problemen der Werte und Normen zu tun. Als handelnde Disziplin kann sich die Medizin daher legitimerweise nicht als wertfreie Wissenschaft verstehen. Deswegen muß sie in ihrem Bereich stets mit kategorialen Irrtümern rechnen, die dem Typus des sogenannten naturalistischen Fehlschlusses angehören. Ein solcher Fehlschluß liegt überall dort vor, wo man aus dem, was ist auf das, was sein soll — oder auch auf das, was nicht sein soll — zu schließen unternimmt. Derartige Ableitungen bleiben jedoch stets unkorrekt. Niemand bestreitet, daß man Behauptungen über das, was sein soll, in der Regel nicht begründen kann, wenn man das, was ist, nicht zuvor als Randbedingungen in Rechnung gestellt hat. Doch eine fehlerhafte Ableitung im Sinne des naturalistischen Fehlschlusses liegt nur dann vor, wenn man Sollensaussagen ausschließlich auf Seinsaussagen, d. h. auf Aussagen über Faktisches und über das Vorliegen von Sachverhalten zu gründen sucht. Eine noch so präzise Analyse der Wirklichkeit, wie sie ist, sagt als solche und für sich allein nichts darüber aus, wie die Wirklichkeit sein soll. Sollensforderungen bedürfen zu ihrer Legitimation noch einer ganz anderen Grundlage als einer Analyse jener Wirklichkeit, in deren Umkreis sie ihre Erfüllung finden können. Wäre dem nicht so, ließe sich schwerlich verstehen, daß zur medizinischen Wissenschaft die ärztliche Ethik als ein sowohl unverzichtbarer als auch unvertretbarer Bestandteil mit hinzugehört.

Der Bereich der Wirklichkeit, in den die Medizin handelnd, gestaltend und verändernd eingreift, ist der des kranken und leidenden Menschen. Es könnte zunächst so aussehen, als würden sich keine Probleme ergeben, wenn es darum geht, die Grenzen dieses Bereichs zu bestimmen. Ob ein bestimmter Zustand krankhaft ist oder nicht, ist eine Frage, die sich in vielen Fällen, nämlich gerade im Hinblick auf die ,,eigentlichen" Krankheiten, von selbst zu erledigen scheint. Zuordnungsschwierigkeiten scheinen sich dann allenfalls in Randbereichen zu ergeben. Das Entsprechende gilt für die hier einschlägigen deontologischen Fragen, also für die Sollensfragen der ärztlichen Ethik: daß Krankheit und Leiden so weit wie möglich verhütet, bekämpft oder wenigstens gelindert werden sollen, gehört so sehr zu den Voraussetzungen alles ärztlichen Handelns, daß es überflüssig erscheinen mag, darüber noch ein Wort zu verlieren. Doch gerade hier ist Vorsicht geboten: Gerade der Krankheitsbegriff bezeichnet und verdeckt zugleich Probleme, über die jeder hinwegsieht, der von der Voraussetzung ausgeht, daß die Bedeutung dieses Begriffs sich von selbst versteht und einer Analyse nicht bedürftig ist. In einem solchen Fall liegen jedoch zumeist Selbsttäuschungen vor. Ohnehin verbergen sich hinter dem, was man gewöhnlich für evident hält, in manchen Fällen bloße Denkgewohnheiten oder Vorurteile, deren Ursprung unklar und deren Legitimation fraglich ist.

Ich kehre nach diesen Überlegungen noch einmal zu der Frage zurück, ob es möglich ist, den Begriff der Krankheit, mit dem wir immer schon umgehen, so zu präzisieren, daß seine Definition zugleich ein Kriterium liefert, mit dessen Hilfe man, wenn schon nicht im Einzelfall, so doch wenigstens im Grundsätzlichen Gesundes und Krankes sicher voneinander unterscheiden kann. Ein erster Schritt in diese Richtung scheint unproblematisch zu sein: er hat zur Folge, daß man Krankheiten unabhängig davon, was sie sonst noch sein mögen, als natürliche Zustände und Vorgänge betrachtet. Dann sieht man in ihnen Phänomene der Natur, deren Eigenschaften und Veränderungen Regeln unterstehen, wie sie für diesen Bereich charakteristisch sind, nämlich Naturgesetzen.

Um die Relevanz dieser ersten Eingrenzung richtig würdigen zu können, muß man sich vergegenwärtigen, daß eine der entscheidenden Leistungen, vielleicht sogar der wichtigste Beitrag zur Begründung einer wissenschaftlichen Medizin in unserem Kulturkreis erbracht war, als man in den Krankheiten natürliche Phänomene und nicht mehr die Resultate über- oder widernatürlicher Einwirkungen irgendwelcher magisch wirkenden Wesen zu sehen begann. Sicher bestehen zwischen den Naturvorstellungen unserer Zeit und den entsprechenden Vorstellungen im hippokratischen Umkreis mancherlei Differenzen, die sich nun einmal nicht überbrücken lassen. Doch trotz allem Wandel in den Auffassungen von der Natur als solcher bleibt es ein unverlierbares Erbstück der hippokratischen Tradition, die Krankheiten dem Bereich der Natur und nicht irgendeinem anderen Bereich zuzuordnen. Die moderne Medizin hat sich wohlweislich gehütet, bei aller Kritik an anderen Bestandstücken der hippokratischen Tradition gerade dieses Erbe auszuschlagen. Auch jeder, der in einer Krankheit außerdem noch einen bestimmten tieferen, vielleicht nur religiös zu fassenden Sinn sucht, wird einen derartigen Sinn in der Krankheit immer nur finden, insofern er sie zugleich als ein natürliches Ereignis betrachtet.

Unter diesen Voraussetzungen ist es verständlich, daß die Medizin, sofern sie auf Hilfswissenschaften zurückgreift, in erster Linie immer Ergebnisse und Methoden der Naturwissenschaften für ihre Zwecke in Anspruch nimmt. Die Bedeutung, die die Sozialwissenschaften und die Psychologie für die Medizin haben können, wird dadurch nicht berührt. Im Gegenteil: die Medizin würde ihrem Auftrag gewiß nicht gerecht werden, übersähe sie die Bedingungen und die Folgen von Krankheiten, die im Bereich des Psychischen oder des Sozialen liegen. Dennoch berührt ihre Kompetenz diese Bereiche nur unter der Bedingung, daß die von dort ausgehenden Einflüsse schließlich auch im Somatischen spezifische Wirkungen zeitigen. Insofern kann die Medizin auch hier Funktionszusammenhänge aufzeigen und erforschen. Sie würde jedoch ihre Kompetenz überschreiten, wollte sie ihre Grenzen überschreiten und sich unabhängig von diesen Korrelationen eine Beurteilung der gesellschaftlichen Ordnung im ganzen vorbehalten oder gar entsprechende Reformpläne entwickeln. Sie hätte dabei nichts zu gewinnen, liefe dagegen Gefahr, ihre Kompetenzen in dem Gebiet, für das sie bisher unangefochten zuständig war, zu verspielen. Es würde zu einem bloßen Streit um Worte führen, wollte man erörtern, ob und gegebenenfalls inwiefern beispielsweise eine Gesellschaft krank sein kann. Denn es liegt auf der Hand, daß von ,,Krankheit'' in einem derartigen Fall allenfalls in metaphorischem Sinn die Rede sein kann.

So gut indessen bereits in den Anfängen unserer medizinischen Tradition der Versuch geglückt war, als Krankheit nichts zu akzeptieren, was sich nicht im Bereich der Natur manifestiert und was nicht wenigstens prinzipiell einer natürlichen Erklärung fähig ist, so wenig haben sich die Erwartungen erfüllt, unter diesen Ausgangsbedingungen so etwas wie einen natürlichen Krankheitsbegriff zu entwickeln. Hat man sich darüber geeinigt, daß Krankheiten jedenfalls Phänomene im Bereich der Natur sind, so stellt sich sofort die Frage, welcher Kriterien man sich bedienen soll, wenn man aus dem unübersehbar großen Bereich natürlicher Vorgänge diejenigen auszusondern unternimmt, denen man einen spezifischen ,,Krankheitswert" zusprechen will. Es ist bisher noch niemals gelungen, solche Kriterien dem Bereich der Natur zu entnehmen, es sei denn um den Preis, daß die so gewonnene begriffliche Bestimmung für die Medizin und für das ärztliche Handeln nicht mehr praktikabel war.

Man könnte an dieser Stelle die bunte Reihe der Krankheitsbegriffe durchgehen, die im Laufe der Geschichte konzipiert worden sind und man könnte versuchen, mit Hilfe einer Typologie eine gewisse Ordnung in diese Reihe zu bringen. Dann könnte man beispielsweise Krankheitsbegriffe identifizieren, die sich am Modell der Läsion oder an den Modellen der Entgleisung, des Ungleichgewichts, der Normwidrigkeit, der Störung oder an irgendwelchen anderen Vorstellungen orientieren. Doch nur wenn man darauf verzichtet, die begriffliche Analyse konsequent zu Ende zu führen, kann man sich dem Glauben hingeben, auf diesem Weg Einsicht in das Wesen des Krankhaften gewonnen zu haben. Wenn man genauer nachforscht, sieht man bald, daß man das, was man definieren wollte, dem Sinn nach bereits vorausgesetzt hat. Derartige Erfahrungen bleiben keinem erspart, der in den Bereich der Grundbegriffe mit Hilfe von expliziten Definitionen Ordnung zu bringen sucht. Will man beispielsweise den Begriff der Krankheit im Blick auf das Modell der Normabweichung bestimmen, so muß man zunächst gewiß den Normbegriff präzisieren und beispielsweise die idealtypische Norm von einer Norm unterscheiden, die man gewinnen kann, wenn man von statistischen Analysen ausgeht. Doch selbst wenn dies bereits geschehen wäre, hätte man immer noch kein Kriterium zur Verfügung, das es einem erlaubte, diejenigen Normabweichungen, die als krankhaft eingestuft werden sollen, von allen den Normabweichungen zu unterscheiden, denen kein Krankheitswert zukommt. Ähnlich liegen die Dinge bei den meisten anderen Krankheitskonzepten, die bislang vorgeschlagen und diskutiert worden sind.

Will man verstehen, warum man bei dem Versuch, den Krankheitsbegriff zu definieren, immer wieder Mißerfolge erleidet, so tut man gut daran, die Differenz zwischen Sein und Sollen (oder von Faktum und Wert), die ich bereits erwähnt hatte, in Rechnung zu stellen. Man wird nämlich dem Krankheitsbegriff nicht gerecht werden können, wenn man nicht die Möglichkeit in Rechnung stellt, daß dieser Begriff gerade dann, wenn wir ihn so fassen wollen, wie wir ihn vor aller Reflexion auf seinen Sinn verwenden, gar nicht dem Bereich der deskriptiven, sondern dem der normativen Begriffe und der Wertbegriffe zugeordnet werden muß. Natürlich bezieht man sich mit Hilfe dieses Begriffs zunächst auf Faktisches, auf bestehende Sachverhalte, jedoch in der Weise, daß man sie in bestimmter Weise bewertet. Bezeichnen wir einen Vorgang oder einen Zustand als krank, so geben wir damit zugleich zu verstehen, daß dieser Zustand als unerwünscht zu gelten hat; daß eine Änderung, wenn nicht faktisch, so doch prinzipiell möglich sein muß; daß ferner eine solche Änderung nicht nur legitim, sondern sogar geboten ist. Um ein solches Urteil über einen Sachverhalt fällen zu können, reicht es nicht, ihn auf seine faktisch vorliegenden Merkmale hin zu analysieren und zu betrachten. Ob ein Mensch der Hilfe bedarf und ob er Hilfe in Anspruch zu nehmen berechtigt ist, kann einen auch eine noch so genaue Betrachtung seines Zustandes nicht lehren, wenn es dazu nötig ist, diesen Zustand auch im Hinblick auf das, was sein soll und was nicht sein soll, zu bewerten.

Damit hat sich gezeigt, daß der Begriff der Krankheit von Hause aus ein deontologischer Begriff ist, ein Begriff also, der der Sphäre der Werte und Normen zugeordnet ist. Wenn dem so ist, käme die ärztliche Ethik freilich zu spät, würde sie ihre Aufgabe nur darin sehen, Normen für den Umgang mit kranken Menschen zu legitimieren, und dabei die Krankheiten als gleichsam vorgegeben auf sich beruhen lassen. In Wirklichkeit wird nämlich über Fragen der ärztlichen Ethik zumindest implizit auch schon immer dort entschieden, wo es um die Bestimmung des Krankheitsbegriffs geht. In einem präzisierbaren Sinne kann man aus ähnlichen Gründen eine jede Krankheit auch als eine Zivilisationskrankheit bezeichnen. Denn es bleibt nun einmal eine Leistung der Zivilisation, ein Recht des Individuums auf Selbsterhaltung inmitten einer Umwelt und ein Recht auf Vermeidung von Schmerz und Behinderung anzuerkennen. Auf der Grundlage einer bloßen Betrachtung der Fakten der natürlich-biologischen Welt wäre dies niemals möglich. Im Bereich der natürlichen Welt der Lebewesen ist nun einmal das Individuum gegenüber der Art oder gar gegenüber der Evolution in keiner Weise privilegiert. Herausforderungen, denen vorzugsweise die lebensschwächeren Individuen zum Opfer fallen, sind im Hinblick auf die Selbstbehauptung der Art nicht selten sinnvoll und zweckmäßig. Zu den Grundlagen einer humanen Medizin gehört jedoch auch die Entscheidung, derartigen Erwägungen keine motivierende und richtungsweisende Kraft im Hinblick auf die Bestimmung des Handelns zuzugestehen und Hilfe auch dort — und gerade dort — zu gewähren, wo diese Hilfe keinen Sinn mehr hätte, würde man den Sachverhalt ausschließlich unter biologischen Gesichtspunkten bewerten. Mit Recht hält man es für einen Rückfall in die Barbarei, wenn dem Einzelnen in Dingen der körperlichen Integrität über ein unbedingt notwendiges Minimum hinaus zugemutet wird, sich selbst für die Allgemeinheit aufzuopfern. Humane Medizin ist bestrebt, das Individuum so lange, wie es in ihren Kräften steht, vor dem Tod zu bewahren. Ihr Dilemma ergibt sich daraus, daß der Tod gleichwohl das unausweichliche Schicksal eines jeden höheren individuellen Organismus ist. Eine Medizin, die über ihren Bemühungen diese für sie unüberschreitbare Grenze nicht respektierte, wäre nur noch eine Karikatur ihrer selbst.

Noch aus einem anderen Grunde sind die Versuche zum Scheitern verurteilt, die darauf zielen, einen „natürlichen" Krankheitsbegriff zu entwickeln. Der Organismus des Menschen steht, wie jeder andere Organismus, ständig unter dem Zwang, sich seiner Umwelt anzupassen und sich den von hier ausgehenden Herausforderungen zu stellen. Daher ist es ein durchaus sinnvoller Versuch, den Krankheitsbegriff auf dieser Grundlage in der Weise zu bestimmen, daß man unter diesem Begriff alle die sich im Bereich der Lebensvorgänge manifestierenden Erscheinungen zusammenfaßt, die durch die Tatsache bedingt sind, daß es dem Organismus nicht mehr gelingt, die von ihm geforderten Leistungen zu erbringen. Aber das eigentliche Problem hat man auf diese Weise nicht gelöst, sondern nur verschoben. Denn andernfalls müßte man bereits eine bündige Antwort auf die Frage anbieten können, welche Anpassungsleistungen vom menschlichen Organismus überhaupt legitimerweise gefordert werden können. Daß auch hier Legitimitätsfragen auftauchen, wird noch dadurch unterstrichen, daß die Umwelt, die jene Anforderungen stellt, für uns ganz überwiegend eine vom Menschen geschaffene, eine künstliche Umwelt ist. Es ist zudem eine Umwelt, die sich in ständigen und sich immer stärker beschleunigenden Umwandlungsprozessen befindet, deren zeitliche Größenordnungen sich in markanter Weise von den Größenordnungen unterscheiden, in denen sich natürliche evolutionäre Prozesse abspielen. Es wird von niemandem bestritten, daß die moderne Medizin einen immer größer werdenden Anteil ihrer Bemühungen darauf verwenden muß, Schäden zu regulieren, die sich als unerwünschte Nebenwirkungen eines zivilisatorischen Prozesses einstellen, den man immer weniger bereit ist, nur noch unter dem Leitbild des Fortschritts zu bewerten. Vielleicht ist es noch nicht möglich, die Grenzen exakt anzugeben, jenseits deren jeder Versuch scheitern muß, den Organismus den Bedingungen einer sich in immer rascherem Tempo wandelnden kulturellen Umwelt anzupassen. Gleichwohl sollte man sich der Tatsache bewußt bleiben, daß jede kulturelle Leistung und Errungenschaft ihren biologischen Preis verlangt. Es ist ein Preis, der, — um im Bilde zu bleiben —, in der Währung der Krankheiten bezahlt werden muß. Daher sind diejenigen gut zu verstehen, die angesichts dieser Interdependenzen die Forderung nach einer naturgemäßen Lebensweise erheben. Diese Forderung hat ihren guten Sinn, wenn sie auf Übertreibungen und

Einseitigkeiten eines durch die Zivilisation bedingten Lebens aufmerksam machen will. Trotzdem wird niemand ein „Zurück zur Natur" ernsthaft wollen, der ohne Beschönigung versucht, sich die vollen Konsequenzen eines solchen Schrittes vor Augen zu stellen.

Ohnehin übersieht man sehr oft, daß die kulturelle Überformung des menschlichen Lebens schon in einem viel früheren Stadium der Entwicklung beginnt, als man gewöhnlich annimmt. „Kultur" ist ein Ausdruck, der seinem Wortsinn nach ursprünglich „Ackerbau" bedeutet. Die jungsteinzeitliche Revolution, die zur Entwicklung des Ackerbaus und damit zugleich zur Seßhaftwerdung des Menschen führte, ist vielleicht die einschneidendste Veränderung, die der Gattung des homo sapiens bislang zugemutet wurde. Hier war es zum ersten Mal gelungen, über einen weiten Bereich der Natur planende Herrschaft auszuüben. Die Herausforderungen, denen der Mensch infolge dieser Revolution begegnen mußte, reichen bekanntlich bis in die Grundlagen der Ernährungsweise. Von dieser neolithischen Revolution trennt uns historisch gesehen eine sehr lange, biologisch gesehen eine sehr kurze Zeit. Um so dringlicher bleibt die Frage, ob auch nur die von dieser Revolution gestellten Probleme auf längere Sicht und dauerhaft bewältigt werden können, — von den durch die industrielle Revolution gestellten Problemen ganz zu schweigen.

Geistige Grundlagen der Krankheitsbetrachtung — der Überblick über einige mit diesem Thema verbundenen Fragen hat ergeben, daß wir alle, wenn wir von Krankheiten sprechen, an natürliche Zustände denken sowie an Prozesse, die nach naturgesetzlichen Gesetzen ablaufen und die man auf der Grundlage naturgesetzlicher Erkenntnisse beeinflussen kann. Wenn wir aber bestimmte Prozesse und Zustände als Krankheiten einstufen, nehmen wir Bewertungen vor, deren Kriterien niemals dem Bereich der Natur allein entstammen; denn bereits dieser Bewertung liegen ethische und humanitäre Forderungen zugrunde. Dieser Sachverhalt macht es unwahrscheinlich, daß man die Krankheitsbetrachtung jemals an einem natürlichen System der

Krankheiten orientieren kann. Es ist gerade ein Kennzeichen der medizinischen Außenseitermethoden, daß sie von festgefügten Krankheitssystemen ausgehen, innerhalb deren alle Grundsatzfragen bereits beantwortet sind. So bizarr diese Systeme dem Außenstehenden auch manchmal erscheinen mögen, — sie vermitteln den Vertretern dieser Methoden immerhin ein hohes Maß an Sicherheitsgefühl. In ihm gründet ein guter Teil des Erfolgs, den sie in ihrer Arbeit im Umgang mit ihren Patienten nicht selten erzielen. Die eigentliche Medizin, von zweifelnden Gegnern oft als Schulmedizin apostrophiert, kann sich in ihrer Arbeit auf kein solches System stützen. Das ist ihre Schwäche, aber zugleich auch ihre Stärke. Denn sie ist mit dem Gedanken vertraut, daß alles Wissen und Können, das sie erarbeitet und tradiert, auch dort, wo es um Grundsätzliches geht, immer Stückwerk ist und daher stets der Möglichkeit einer Revision ausgesetzt bleibt. Sie leistet ihre Arbeit in einem Spannungsfeld von Naturwissenschaft und Humanität, das nicht nur in gewissen Randproblemen manifest wird, sondern das einen Ursprung hat, der sich bis in den Krankheitsbegriff selbst zurückverfolgen läßt.

Grundlagen der Pathogenese

W. DOERR

Die Frage nach den *Prinzipien* der Pathogenese erscheint vielen Ärzten sehr trivial, den meisten Pathologen aber schwierig. ,,Richtige" Pathologen trennen Ätiologie und Pathogenese. Erstere ist die Lehre von den eigentlichen Krankheitsursachen, letztere beschäftigt sich mit der Biotechnik. Die Pathogenese untersucht die Frage: Wie wird man krank, welche Bedingungskomplexe gibt es? Lassen Sie mich so vorgehen:
1. Ich knüpfe an einige Fragen an, die uns schon gestern [M. Eigen] begegnet waren, ich versuche also, die grundsätzlichen Prämissen in *ärztlicher* Sicht zu zeichnen, mit denen man vertraut sein muß, will man die Voraussetzungen von Leben und Gesundheit, von Krankheit und Alterung erörtern.
2. Ich will den *,,substantiellen Apparat"* der formalen Pathogenese durch eine Reihe von Beispielen charakterisieren.
3. Endlich möchte ich ein Wort zur *Situationskritik* wagen, d. h. etwas sagen über anthropologische Medizin und Menschenverständnis.

Zu 1

Die Struktur unserer Welt läßt sich in einer logischen Sprache beschreiben. Das Buch der Natur ist nach GALILEI in mathematischer Sprache geschrieben. Die Zugehörigkeit des Menschen zur Biosphäre ist unbestritten. Unser Leben ist eingebettet in die Entwicklung des Universums. Die Theorie der Evolution ist das tragende Prinzip der aktuellen Biologie. Die moderne Evolutionstheorie erhebt den Anspruch, daß sie im wesentlichen die Gesetze kennt, nach denen sie sich abgespielt hatte. Es gibt keinen grundsätzlichen Zweifel an der Gültigkeit der Evolutionslehre. Sie ist konkurrenzlos. Es gibt keine theoretische Alternative, die man ernstnehmen kann. Im Sinne des Philosophen Karl Popper braucht für die Richtigkeit einer Theorie dann kein eigentlicher Beweis geführt zu werden, wenn der Nachweis gelungen ist, daß die Theorie alle Versuche, sie zu widerlegen — sie zu falsifizieren — erfolgreich überstanden hat [Doerr 1983].

In der *Geschichte des Kosmos* sind „Gestalten" entstanden, die vorher nicht da waren [v. Weizsäcker 1975]. Die Gestaltenentstehung ist mit dem 2. Hauptsatz der Thermodynamik vereinbar. Bei niederen Temperaturen ist auch in der physikalischen Chemie der Zustand des thermodynamischen Gleichgewichts ein solcher von „Gestaltenreichtum" und nicht von „Gestaltenarmut". Alles Leben entwickelt sich aus einem gemeinsamen Ursprung [Küppers 1980/81].

Die organismische Theorie betrachtet die Existenz des Lebens von einem systemanalytischen Standpunkt aus. *Lebende Systeme* gelten als thermodynamisch offene Systeme [v. Bertalanffy 1965]. Ihre Grundeigenschaften sind:
1. Metabolismus,
2. Selbstreproduktivität und
3. Mutabilität.

Lebende Systeme besitzen auch invariate Eigenschaften [Prigogine 1980; Küppers 1980/81]. Es ist das Verdienst von Prigogine, der verallgemeinerten Thermodynamik offener Systeme eine Form gegeben zu haben, die es gestattet, komplizierte Erscheinungen, wie die Übergänge von einer Gleichgewichtsstruktur auf eine dissipative Struktur zu erfassen [Trincher 1981]. Durch das Auftauchen irreversibler Prozesse entstehen Strukturen, die weit von einem Gleichgewicht im Sinne der physikalischen Chemie entfernt sind. Wenn biologische Systeme durch eine Informationsgröße beschrieben werden, kommt eine enge Beziehung zwischen Entropie und Organisation in's Spiel [Trincher 1981].

Der Physiker ist wie ein in einem Netz gefangener Fisch, ein Netz, das aus den Gesetzen der nichtlebenden Natur geknotet ist. Der Biologe ist wie ein in den Höhen kreisender Vogel, der alles Leben aus weiter Sicht überschaut, der sich ihm aber nicht nähern und die physikalische Natur in ihm erfassen kann [Trincher 1981].

Wir Mediziner haben uns vor zwei Dingen zu hüten, *dem physikalischen Biologismus* und dem *biologischen Physikalismus*. Wir müssen unsere eigene Sprache sprechen und unsere Begriffswelt in Ordnung halten. Hans Mohr (1982) drückte das so aus: Kausale Erklärungen gehören in die Physik, funktionale in die Biologie. Die Evolution scheint kein Ziel zu verfolgen. Andererseits müssen wir betonen, für die Gestaltung des Lebens ist die Erwartung der Zukunft konstitutiv. Die Evolutionstheorie erklärt Anpassung und Fortschritt, sie erklärt die Existenz lebender Fossilien ebenso elegant wie die Tatsache, daß die allermeisten Evolutionslinien wieder ausgestorben sind [Mohr 1983].

Sie kennen das Goethe-Wort: Leben ist die schönste Erfindung der Natur, und der Tod ist ihr Kunstgriff, viel Leben zu haben.
Es ist, als ob der Alte in Weimar Charles Darwin hätte den Weg bereiten wollen.

Im Rahmen einer Generaldebatte über Evolution auf der Tagung der LEOPOLDINA in Halle (1975) hatte M. Eigen von einer *„gewissen zeitlichen Vorzugsrichtung"* der evolutiven Ereignisabfolge gesprochen. Obwohl Mutation und Rekombination richtungslose Mechanismen sind, besitzt die Evolution gleichwohl eine Richtung, die ihr durch Selektionsdrucke verliehen wird [Mayr 1975]. Die Richtung der Evolution kann von einer bewußtseinsähnlichen Tendenz bestimmt werden [Popper 1979]. *Selektionen als solche sind nicht deterministisch, sie sind* *probabilistisch*. Das *Gen* ist die Einheit der Vererbung, das *Individuum*, die Einheit der Selektion, die *biologische Art* ist die Einheit der Evolution. An allen drei Bezugsgrößen kann die Pathologie angreifen; Gen, Individuum und Species repräsentieren die Elemente des *somatischen Fatum*. Was die lebendige Masse von der anorganischen Welt unterscheidet, ist die Speicherung von Erfahrungen und deren Weitergabe an spätere Generationen durch das genetische Programm.

Gibt es Störungen des genus homo, gibt es Alterationen des rezenten (modernen) Menschen, die etwas mit der Evolution, also unserer Stammesgeschichte, zu tun haben? Über die *klassischen Beispiele* der *Erbpathologie*, also die Folgen genetisch bedingter Defekte, möchte ich jetzt nicht sprechen. Ich möchte aber zwei Kardinalphänomene herausstellen, die ohne Zweifel mit der Herkunft und Entwicklung des Menschen zusammenhängen, aber in eben diesen pathogenetischen Bedingungen kaum verstanden sind. Ich meine die Folgen sogenannter Heterochronie und unsere Einbindung in einen bestimmten zellularen Individualzyklus. *Worum handelt es sich?*

Robert Rössle hatte in Aschoffs Lehrbuch 1936 auseinandergesetzt, daß zu den Merkmalen krankhafter Störungen Heterochronie, Heterotopie, Heterometrie, — es träte irgendwas zur falschen Zeit, am falschen Ort und in falschem Ausmaß auf —, gehören würden. *Tempus est causa corruptionis,* dieses klassische Wort aus der Aristotelischen Philosophie spricht nicht die Zeit im Sinne der Physik, sondern *sub specie pathologiae* die biologische Zeit an.

Cécile und Oskar Vogt, Berlin-Buch und Neustadt (Schwarzwald), haben in ihrer Schlüsselarbeit „Zur Kenntnis der pathologischen Veränderungen des Striatum und des Pallidum" (Heidelberger Akademie der Wissenschaften 1919) den Grundstein dafür gelegt, daß verständlich wurde, daß räumlich benachbarte, aber phylogenetisch unterschiedlich alte Gehirngewebsanteile eine verschiedene Pathoklise besitzen. Die differente Pathibilität des Prisco- und des Neo-Striatum für Morbus Wilson und Chorea Huntington war von Stund an plausibel.

Derlei ohne Kenntnis der Stammesgeschichte ganz unverständliche Verhaltensmuster sind für verschiedene Organe erarbeitet, aber weitgehend unbekannt. Ich will versuchen, Ihnen einen Begriff von der *Heterochronie* in der Architektur unseres Herzens zu geben. Das primitive Wirbeltierherz zeigt eine venoarterielle, träge, peristaltische Kontraktion. Es ist metameral gebaut, es hat keine Scheidewände. Bluttransport sowie Art und Ort der Sauerstoffaufnahme stehen in einem inneren Verhältnis. Amphibien haben ein Hautatmungsherz, Reptilien komplizierte Herzformen mit zwei Aorten, Vögel und Säuger ein Lungenherz mit voller Atmungskapazität. Erdgeschichtlich fallen die Umbauvorgänge in das Devon, als die Eroberung der Festlandmassen durch Amphibien und Reptilien in Szene ging. Die für uns wichtigen Formen zwischen Reptilien und Säugern lebten in der Kreidezeit. Jetzt ist eine Zweiteilung des Herzens entstanden, aus dem Rohr wurde eine Schleife und daraus ein kompakter muskulärer Hohlkörper. Jetzt kam es zu einer Umschlingung von arteriellem und venösem Blutstrom, zu einer Parallel- und Austauschschaltung von Lungen und Körperkreislauf. Die Herzen arbeiteten jetzt rhythmisch, eine spezifische Muskulatur war entstanden. Die komplizierten Umbauvorgänge hatten zur Folge, daß aus dem Hintereinander bestimmter Abschnitte ein Nebeneinander besonders der Kammeranlagen, aus dem schlauchförmigen Rohr ein kompakter Muskelkörper wurde. Die Folge hiervon mußte eine Heterochronie sein: Die definitive rechte Herzkammer ist die primitive geblieben, ihre Wand stellt das Prisco- (oder Paläo-)Myokard dar; die definitive linke Kammer ist mit einer früher *so* nie ausgeübten Funktion betraut worden. Denn an die Stelle eines laminären Flüssigkeitstransportes ist eine Verwringung, eine Torsion, getreten. Die linke Kammerwand stellt das Neomyokard dar. Unter der Heterochronie des Menschenherzens verstehe ich die Tatsache, daß phylogenetisch alte und phylogenetisch junge Strukturen zu einer gemeinsamen funktionellen Aufgabe hatten zusammentreten müssen, ohne daß die Reifegrade der Bausteineinheiten hätten chronologisch adaptiert werden können.

Mit dieser Situation hängt die Pathogenese *dreier Krankheitsgruppen* zusammen:
— das Rechts-Links-Problem der Schädigungsmuster am fertigen Menschenherzen,
— die bevorzugte topographische Bindung der Herzinfarkte,
— die Lokalisation der atrioventrikulären Nebenverbindungen.

Krankheit kam nicht erst mit dem Menschen auf die Erde; Krankheit schlechthin liegt in der Erwartungsbreite des Lebens. Erlauben Sie ein Wort zum Problem des *Geschwulstwachstums*. Der Zoologe Jürgen Harms hatte vor 60 Jahren darauf aufmerksam gemacht, daß man alle tierischen Lebewesen dieser Erde in *drei zellulare Individualzyklen* einteilen könnte. Danach hätte man zu unterscheiden:
— labile regulative Tierformen mit ausgezeichneter Regeneration, Geschwülste kommen dort nicht vor;
— halbstabile Tierformen mit unvollständigen regeneratorischen Fähigkeiten; Geschwülste kommen reichlich vor;
— stabile Tierformen ohne jede Regeneration, Geschwülste sind nicht bekannt.

Nur halbstabile Tierformen sind tumorfähig; es handelt sich um Mollusken, Arthropoden und Chordaten. Hierher gehört auch der Mensch. Bei allen Vertebraten einschließlich des Menschen also liegen ,,halbstabile" Zellsysteme vor, die durch eine ,,inadäquate" Antwort auf einen Reiz Geschwulstgewebe entstehen lassen [Pflugfelder 1954]. Für die pathologische Leistung des cancerogenen Reizes sind möglicherweise mehrere zellulare Schritte erforderlich. Man rechnet mit 7 sukzessiven Mutationen [Nordling 1953]. Daß man aus einem Wirbeltier ein stabiles, d. h. ein zell- oder faserkonstantes Lebewesen oder das Gegenteil, ein labiles mit unerschöpflicher Regeneration machen könnte, ist natürlich ausgeschlossen; aber daß man durch gezielte Eingriffe in das genetische System, sei es durch Mutagenese oder durch künstliche Einführung ,,neuer genetischer Informationen" besser erkennen könnte, wo, d. h. an welcher Stelle der Chromosomenstruktur, die Fähigkeit lokalisiert ist, eine Cancerisierung der bis dahin intakt gewesenen Körperzellen zu realisieren, dies wäre immerhin denkbar. Man darf von der Gentechnologie wohl keine *direkte* Hilfeleistung erwarten [Böhme 1975], eine mittelbare aber sehr wohl. Unsere Zuweisung zu dem Zyklus der halbstabilen Lebewesen ist im Ordovizium, d. h. vor bald 500 Millionen Jahren erfolgt. Die Entscheidung ist unerbittlich, sie erscheint schlußendlich.

Wir hatten uns mit der historischen Abstammung des Menschen in aller Kürze beschäftigt. Wir hatten versucht, durch zwei Phänomene den fortwirkenden Einfluß der Evolution auf die menschliche Gestalt und deren Störungen zu charakterisieren. Die Heterochronie greift in die Organdisposition ein, sie bestimmt Pathoklise und Pathibilität. Die durchgreifende Zuordnung tierischen Lebens zu einem von drei zellularen Individualzyklen bestimmt unser Schicksal.

Zu 2

Ich möchte versuchen, den konventionellen Apparat der formalen Pathogenese durch Beispiele aus dem ärztlichen Alltag zu skizzieren. Zunächst ein Wort zur *Arteriosklerose*. Vor 50 Jahren, auf der Tagung der Deutschen Gesellschaft für Physiologie (Göttingen 20. bis 23. September 1934) fand eine Debatte zwischen Philipp Brömser und Hermann Rein über die zentrale Frage — Abstimmung zwischen physiologischen Konstanten des Gefäßsystemes und der Herztätigkeit — statt. Am Ende fand sich eine *Gleichung:* Das Produkt der Systolendauer und Pulswellengeschwindigkeit steht bei allen Tierklassen zur Länge der Arterien in gleichem Verhältnis. Hierin steckt eigentlich die ganze Pathologie. Denn welche Größe dieser Gleichung — Systolendauer, Pulswellengeschwindigkeit, Länge der Arterien — verändert wird, immer muß eine Störung resultieren, die im Fortgang der Zeit pathologisch-anatomisch definiert werden kann. Allen Blutgefäßen eignet ein *gemeinsames Konstruktions-*

merkmal, sie bestehen nämlich aus *Endothel* und *Accessoria.* Die bauliche Gestaltung der Accessoria macht den Typus eines Gefäßes aus.

Wenn wir alle diejenigen Arterien wiegen, die man von Hand präparieren kann, so findet man ein Gewicht von 300 bis 400 g. Das Gewicht unseres Herzens liegt in vergleichbarer Dimension. Es besteht also eine Harmonie der Phase, denn Herzgewicht und Schlagadergewicht müssen einander entsprechen.

Die Aorta eines Jünglings wiegt 80 g, die eines 80jährigen 300 g. Wie kommt das? Wir besitzen zahlreiche Indizien:
a) daß keine Schlagaderwand absolut dicht ist,
b) daß fortwährend von innen nach außen eine Einsickerung von Bestandteilen des Hauptblutstromes statthat,
c) daß normalerweise und in jungen Jahren die Substanzmengen, welche über die innere Oberfläche permeieren, nach Passage aller Wandschichten von den kleinen Venen und Lymphbahnen der Umgebung aufgenommen und abtransportiert werden; und daß
d) jenseits der Lebenswende durch Erschwerung des Transportweges durch Alterung der Kolloide der Grundsubstanz der Media, d. h. durch Verengung der Porengröße des Molekularsiebs, eine Krise einsetzen kann.

Die Störanfälligkeit einer in dieser Weise einem stofflichen Maximum zugeführten Arterienwand ist außerordentlich. Es resultiert ein Stoffaufstau, die Endothelgarnitur wird defekt, Blutplättchen werden sedimentiert und zerfallen, Plättchenstoffe induzieren eine Proliferation der glattmuskulären Intimazellen, die von der allgemeinen Stoffwechsellage chemisch abhängigen Qualitäten der Insudate rufen eigene zellulare Mechanismen besonders an der Intima-Media-Grenze hervor. Es handelt sich also um ein komplexes Geschehen, dessen pathogener Grundvorgang die Stoffpermation ex centro in peripheriam et ab intima in adventitiam darstellt.

Etwas ganz anderes ist eine bei jungen Männern vorkommende, mit münzenförmig-umschriebener Wucherung der zellreichen Innenhäute bestimmter Schlagadern (z. B. der Herzkranzarterien) einhergehende Verengerung der Lichtung. Nikotinabusus, fieberhafte Allgemeininfektion, krisenhafte Umstellung neurohormoneller Regulationen, psychophysische Belastungen, extrem hoher arterieller Blutdruck sind ursächlich wichtig. Die Zellproliferate sind gegen Zweit- und Rezidivbelastungen empfindlich. Es entstehen Quellungsnekrosen mit sekundärer Abscheidungsthrombose. Man kann also mindestens zwei Grundformen sogenannter Arteriosklerose auseinanderhalten, eine über Jahre verlaufende, altersgebundene, benigne und eine besonders bei jüngeren Individuen auftretende, schubweise akzentuierte, maligne. Ähnliche Veränderungen kann man in der ganzen Wirbeltierreihe beobachten.

Ein anderes Phänomen, das die Pathologen seit 200 Jahren bewegt, ist das der *Entzündung*. Sie bedeutet formal betrachtet ,,Aufeinanderfolge bestimmter Symptome'', welche — alles in allem — ungewöhnlich sinnfällig sein kann. Entzündung entsteht durch ,,Angriff'' und ,,Verteidigung'', jedoch zeitlich und örtlich abhängig von dem ,,Entzündungsreiz'' und besonders von der ,,Pathibilität'' der befallenen organismischen Strukturen. Wertend und deutend gesprochen geht es darum, einen bestimmten ,,Insult'' des Gewebestoffwechsels zu kompensieren. Was im Gewebe nach Einwirken des Entzündungsreizes vor sich geht, kann man als Ausgleichsreaktion verstehen. Die dabei ablaufenden Vorgänge nannte Rössle parenterale Verdauung (1923). Diese Ausgleichsreaktion ist nach Virchows Worten ausgezeichnet durch Schnelligkeit, Gewalt und den besonderen Charakter der Gefahr.

Der Schauplatz der Vorgänge, die den Ablauf einer Entzündung am besten erkennen lassen, ist das System der feineren Blutgefäße. Julius Cohnheim hat vor 100 Jahren die Kreislaufstörungen ,,in'' der Entzündung erarbeitet. Er betont, daß Vermehrung der örtlichen Blutfülle und gesteigerte Permeation von Blutflüssigkeit und Zellen die stoffliche Auseinandersetzung mit der eigentlichen Entzündungsursache einleiten. Um die Erkennung des biotechnischen Details wird bis zur Stunde gerungen.

Die in der Konvergenz der elektronenmikroskopischen, fluoreszenzmikroskopischen, immunchemischen und molekularpathologischen Untersuchungen gewonnenen Daten haben eine Wunderwelt feinster Bewegungsabläufe offenbart. Danach ist es wahrscheinlich, daß die Zellulation in einem entzündlichen Erguß vorwiegend aus der terminalen Strombahn kommt [Marchand, Ehrich, Florey]. Der Italo-Amerikaner Prof. Guido Majno hat die historischen Bemühungen mit den modernen experimentellen Daten konfrontiert. Danach darf gelten, daß das Urphänomen Entzündung beim höheren warmblütigen Tier und beim Menschen am Ufer der terminalen Strombahn einsetzt. Durch Autoradiographie sind die Wanderwege der Eiterkörperchen im Entzündungsfeld objektiviert und in der von Richard Thoma schon 1873 vitalmikroskopisch erschlossenen, zeichnerisch festgehaltenen Form bestätigt worden.

Eine faszinierende Gruppe häufiger und wichtiger Störungen der Gesundheit ist aus dem Prinzip *toxischer Einwirkungen mit bestimmt-charakterisierbaren Affinitäten* herzuleiten. Wir sprachen von Cohnheim. Aus seiner Schule sind Carl Weigert, der spätere Frankfurter Pathologe, und Paul Ehrlich — ein Vetter von Weigert — hervorgegangen (1872 — 1878). Ehrlichs Beziehungen zu unserem Fach sind außerordentliche. Ehrlichs Arbeiten, die für die Allgemeine Pathologie nutzbar geworden sind, sprechen folgende Themenkreise an:
— Histochemie: Anilinfarben, Glykogendarstellung, Methylenblau;
— das Sauerstoffbedürfnis des Organismus;
— experimentelle Geschwulstforschung;
— morphologische Befunde bei toxischer Dosierung verschiedener Pharmaka.

Ich kann nur weniges anklingen lassen: Vitalfärbung lebender Zellen, Darstellung des Prinzips der Verbindungen von Nervenzellen und deren Fortsätzen mit- und untereinander durch Contiguität; Vorwegnahme also der Neuronentheorie (schon 1885); Beschreibung also des Schauplatzes der heute so bezeichneten

Neurotransmitteraktionen und deren Blockaden; Darstellung der Abhängigkeit von Farbreaktionen von der Reichlichkeit des anwesenden Sauerstoffs. Ich nenne besonders die Methylenblaustudien. Sie markieren die Oxydoreduktionsorte im Gewebe; man kann mit dem Phenothiazinring „chemisch zielen"; Methylenblau hatte eine analgetische Wirkung; es wurde im Kampf gegen Malaria verwendet; es unterdrückt allergische Reaktionen; es induziert — wie man natürlich erst jetzt weiß — die Interferonbildung.

Für heute mag gelten: Wir verdanken Paracelsus den Erfahrungssatz: Corpora non agunt nisi soluta. Paul Ehrlich lehrte uns: Corpora non agunt nisi fixata. Er sprach von einem *distributiven Prinzip,* d. h. ein Verteilungsgesetz bei der Applikation chemischer Stoffe im weitesten Sinne. Bei der Suche, auf welche Weise die Bindungsgängigkeiten biochemisch realisiert werden könnten, konzipierte er den Begriff des *Rezeptors.* Ehrlich nahm an, daß im Protoplasma der Zellen oder aber an und in den Zellmembranen Gruppen von Molekülen angesiedelt werden könnten, welche in der Lage wären, Stoffe chemisch zu binden. Es gäbe verschiedene Formen von Rezeptoren.

Wer die Quellen kennt, weiß, daß diese klassischen Arbeiten die Vorwegnahme der aktuellen Fragen und Begriffe: Marker, Lektine, Cytoskelett und ähnliches bedeuten. Auf dem Boden dieser Arbeiten erwuchs die *Seitenkettentheorie*. Bezüglich der Immunologie formulierte Ehrlich 4 Leitgedanken:
1. das Prinzip der immunologischen Spezifität,
2. das Prinzip der Komplementarität
   die antigene Determinante paßt genau zur Bindungsstelle,
3. Vielfältigkeit der Antikörper,
4. Prinzip der Selektion
   d. h. die Antikörper werden entweder nach der *Instruktionstheorie* oder durch *Indukion,* d. h. durch de novo-Eiweißsynthese dadurch in Marsch gesetzt, daß ein Antigen in den Kern einer Plasmazelle eindringt.

Das ist ganz modern; es ist heute lediglich das Prinzip der Klonierung als bestimmendes Element der Induktionsvorgänge hinzugetreten. Krankheiten durch immunokritische Auseinandersetzungen sind unerhört häufig. Keine chronische Organkrankheit ohne immunologische Interpretation. Denken Sie an die Hepatitis, Nephritis, Myokarditis, die Colitis ulcerosa und das Heer der Hämatopathien und Knochenmarkschäden. Aber das ist nicht alles.

Gezielte Giftwirkungen bedienen sich gelegentlich des Prinzips der *kompetitiven Hemmung*. Erlauben Sie, daß ich ein einfaches experimentelles Beispiel präsentiere. Wenn man kleinste Dosen von α-Aminoäthylthiobuttersäure, also das Äthylhomologe von Methionin, einem Versuchstier, etwa einer Ratte, subkutan appliziert, sieht man nach Minuten in den Organen mit dem größten Eiweißumsatz eigenartige Veränderungen. Die mit der Synthese der Eiweißkörper betrauten Organellen brechen zusammen. Die Ribonukleoproteingranula verschwinden, das rauhe endoplasmatische Retikulum schmilzt ab, die Lysosomen werden blasig umgewandelt. Wir sprechen von Äthioninpankreatitis, -hepatitis, -orchitis udgl. Äthionin hemmt den Einbau von Methionin und dadurch die Regeneration der RNS. Mutatis mutandis kann man erkennen, daß vergleichbare Vorgänge bei bestimmten Virusinfektionen, — der Coxsackie-Virus-Myokarditis —, ablaufen.

Ein sehr eigenartiger Prozeß eines hohen Gefahrenwertes wird durch die Entfesselung *autodigestiver enzymatischer Potenzen* repräsentiert. Ich meine die peptischen Läsionen von Magen und Duodenum sowie die *tryptische Pankreatitis*. Vergleichsweise selten, jedoch nicht von ungefähr, nach klinisch oft unterschwelligen Oberbaucherkrankungen, kommt es zu einem pankreatischen Drama. Gangbaumstenose, voluminöse Mahlzeit, biliopankreatischer Reflux, extrem starker Sekretionsreiz erzeugen eine Aktivierung der sonst nur im Innern der Darmlichtung wirksamen Fermente am falschen Ort, also bereits im Inneren der Drüsenepithelien. Das Organ vernichtet sich selbst, die Folgen sind bekannt. Der Katastrophe geht das steife Zoepfelsche Ödem voraus, jenes inszeniert die Fermententgleisung. Es ist sehr auffällig und hundertfach experimentell bestätigt, daß die autofermentative Desintegration, offenbar nerval vermittelt, durch eine blasige Umwandlung der Lysosomen im Inneren der Azinusepithelien eingeleitet wird. Unsere angelsächsischen Freunde sprechen von ,,suicid bags'', vom Auftreten sogenannter Selbstmordbeutel. Die Inhibitormechanismen, die uns sonst vor Autodigestion schützen, fallen aus. Eine wirklich befriedigende Therapie, die in den zellularen Bestand der Zerstörungskräfte eingreifen könnte, haben wir im Augenblick nicht.

Wir hatten von Entzündung, toxischen Mechanismen, Immunreaktionen und Autodigestion gesprochen. Diese wenigen Beispiele erworbener pathischer Vorgänge sollten diejenigen, die uns schicksalshaft auferlegt sind, zu einem Panorama ergänzen. Aber wir müssen einen weiteren Aspekt ansprechen. Ich meine eine abgewandelte Konstitutionslehre im Sinne sogenannter *anthropologischer Medizin*. Bitte erlauben Sie es mir, an diesem Punkte ganz und gar als Heidelberger Mediziner zu sprechen. Ich meine das so: Zu der Zeit, in der die moderne Physik durch Einführung der Begriffswelt sogenannter Akausalität eine ungeahnte Ausdehnung gefunden hatte, fand auch das medizinische Weltbild eine entscheidende Veränderung. Diese bestand in dem Eintritt der Persönlichkeit des Kranken als Forschungs- und Wertungsobjekt in die wissenschaftliche Tagesarbeit. Der *Personalismus* bei Krehl reifte im ärztlichen Erlebnis des Ersten Krieges. In den folgenden Jahren entwickelte sich die Lehre von der psychophysischen Verschränktheit *aller* krankmachenden Bedingungen. Körperliche, seelische, soziokulturelle und Umweltfaktoren besitzen ,,Interdependenzen'' [Christian]. Sozio-kulturelle Einflüsse auf die Auslösung des Herzinfarktes (dessen Lokalisation phylogenetisch vorgezeichnet ist, dessen eigentliche Entstehung aber individual-pathologisch ermöglicht wird!) scheinen größer als rassisch-genetische. Der somatotone extraversive Charakter visuell-motorisch engagierter Männer auf der Höhe des Lebens, welche ihren Reizhunger unbewußt, vielfach durch Zigarettenrauchen stillen, werden das Opfer ihrer Coronarverschlüsse. Die Persönlichkeitstypen der modernen Gesellschaft, bei denen neurotoide psychodynamische konflikthafte Entwicklungen unvermeidlich zu sein scheinen, bleiben jahrelang unauffällig, weil sie sozial gut eingepaßt sind. Streben nach Erfolg und sozialer Billigung bei gleichzeitiger Tendenz zur Sicherheit tragen ihr Leben. Derlei realitätsorientierte, im Grunde expansive Persönlichkeiten mit der Fähigkeit zur Zurückdrängung emotionaler Impulse, gelten als Leitbilder unserer Gesellschaftsverfassung. Wenn diese Menschen aus dem selbstgeschaffenen Ordnungsgefüge ausbrechen, werden sie das Opfer ihrer Ehrgeizhaltung, sie erliegen einem Herzinfarkt. Viele Coronarkranke sind leistungsgebunden. In dieser Linie — so oder so ähnlich — entwickelt sich die pathogenetische Leistung der sogenannten Risikopersönlichkeit [Christian].

Was mich als Pathologen an der *Neuen Anthropologie* [Gadamer und Vogler 1972] am meisten bewegt hat, ist dies: Es wird nicht bestritten, daß der menschliche Körper in seinen morphologischen Eigenschaften wie ein physikalisches oder biochemisches System beschrieben werden kann. Es wird aber festgestellt, daß eine solche Analyse objektiver Art einen komplementären Aspekt verbirgt, die *thematische Ordnung* der leiblichen Phänomene im Sinne von Buytendijk. Dies aber ist der springende Punkt. Denn Ordnung ist weder Kraft, noch Energie, noch Stoff. Sie bedarf aber dieser, um sich zu manifestieren. Eine Anthropologie als Ganzes umfaßt sowohl die somatische Medizin als auch die medizinische Psychologie. Sie arbeitet mit dem Begriff des Phänomenalen. Sie beruht auf zwei Richtungen. Erstere ist vorwiegend der kausal-naturwissenschaftlichen, letztere der hermeneutischen Arbeitsweise verpflichtet. Die Strukturanalyse des Körpers (Anatomie) und die Kausalanalyse (Physiologie) lassen nur die Bedingungen einer Leistung, gleichsam die apparativen Voraussetzungen seines Verhaltens erkennen. Man kann also aus der pathologischen Anatomie und Physiologie nicht das menschliche Verhalten in Tagen der Krankheit erklären, aber die Bedingungen seiner Möglichkeiten und Unmöglichkeiten. Ebensowenig aber ist es Seele oder Geist, die stattdessen als Erklärungsprinzip gelten dürfen. Hier verdämmern die Konturen einer Pathogenese unter fernen Horizonten, jedenfalls aus der Sicht des ,,gelernten" Pathologen.

Wie kommt dies? Ich muß noch einmal zurückkehren zur Stammesgeschichte der Hominiden, so erstaunlich das erscheinen mag. Die aus der Evolution der Hominiden überkommene geistige Kraft reichte aus, die Struktur der Welt zu verändern. Die genetische Evolution unserer Vorfahren in den letzten 2 Millionen Jahren war in erster Linie eine solche des Gehirns. Ernst Mayr formulierte das so: Vor etwa 3 Millionen Jahren hatten unsere Ahnen eine Schädelkapazität von 400 ml; in 2½ Millionen Jahren sei ein Anstieg auf 1500 ml erfolgt. Dies sei der schnellste evolutive Vorgang, der je bekannt wurde. Dennoch muß gesagt werden: Unsere angeborenen kognitiven und Handlungsstrukturen sind im wesentlichen entstanden als Anpassung an die Umwelt des späten Pleistozäns. Diese Entwicklung wurde limitiert durch die Verfügbarkeit von Signalen bestenfalls des Paläolithikum. Mit anderen Worten: Die zerebrale Entfaltung wurde den sozio-kulturellen Bedingungen des Cromagnon-Menschen angepaßt.

Die Selektion hatte für uns die der Natur gemäßen Denkmuster ausgelesen. Dieser Menschenverstand ist nicht dazu geschaffen, das Verhalten der komplizierten Sozialsysteme unserer heutigen Welt zu begreifen [Mohr 1982; 1983]. Es ist eigentlich selbstverständlich, daß in dem Maße, in dem die großen organisch-mechanischen Krankheiten zurücktreten, alle diejenigen Störungen deutlich und vielleicht beherrschend werden müssen, die man ,,Erschöpfungsfolgen" der somatischen Konstitution oder als ,,Anpassungsschwächen" im Sinne sogenannter Behaviour science verstehen kann.

Wer die Fragen sogenannter Pathogenese durchdenkt, stößt, ob er will oder nicht, auf die *Überlebensfrage* des *genus homo*. Pathologen sind endogene Optimisten, anders können sie ihren

Beruf nicht ausüben. Ich weiß nicht, ob Sie die Arbeiten von Hugo Spatz über die progressive Zerebration kennen. Er hat auf die Inadäquanz zwischen zerebraler Leistungspotenz und Leistungsentfaltung hingewiesen. Er hat uns gezeigt, daß im basalen Neocortex, an der Unterseite von Stirn- und Schläfenhirn, einem phylogenetisch jungen Gebiet, sehr betonte Impressiones digitatae der vorderen und mittleren Schädelbasis liegen, die den Verdacht nahelegen, daß eben diese Großhirnareale den Höhepunkt ihrer Entfaltung noch nicht überschritten haben. Dies könnte bedeuten, daß die zerebrale Leistungspotenz eine Steigerung erfahren kann. Die Zukunft der Menschheit braucht also nicht pessimistisch beurteilt zu werden.

Literatur

Bertalanffy L v (1965) Die Biophysik offener Systeme. Naturw. Rundschau 18:467
Böhme H (1975) Gezielte Eingriffe in das genetische System. Nova Acta Leopoldina NF 42 Nr. 218:299
Buytendijk F J J (1964) Wege zu einer anthropologischen Physiologie. Internist 5:147
Buytendijk F J J (1967) Prolegomena einer anthropologischen Physiologie. Müller: Salzburg
Cohnheim J (1873) Neue Untersuchungen über die Entzündung. Hirschwald: Berlin
Christian P (1976) cf. W Doerr in: Ruperto-Carola 61:51 dort Lit.!
Doerr W (1954) Ehrlichs Bedeutung für Histophysiologie und Geschwulstforschung. Dtsch. med. Journal 5, Heft 7
Doerr W (1983) Evolutionstheorie und pathologische Anatomie. Verh. Dtsch. Ges. Path. 67:633
Ehrich W (1956) Entzündung. In: Büchner F., Letterer E. und Roulet F. C. Handbuch Allgemeine Pathologie Band 7 Teil I S. 1 — 324. Springer: Berlin-Göttingen-Heidelberg
Ehrlich P (1954) cf. Doerr
Eigen M (1975) Rundtischgespräch. Evolution. Nova Acta Leopoldina NF 42 Nr. 218:398
Florey H (1956) cf. Ehrich
Florey H W and L H Grant (1961) J Path Bact 82:13
Gadamer H-G und P Vogler (1972) Neue Anthropologie. Thieme: Stuttgart
Harms J W (1924) Individualzyklen als Grundlage für die Erforschung des biologischen Geschehens. Schriften d. Königsberger Gelehrten Gesellschaft, 1. Jahrgang Heft 1 S. 1 Verlagsgesellschaft: Berlin
Krehl L v (1969) Personalismus, Lit. ausführlich in P. Christian, in: Handbuch Allgemeine Pathologie Bd. I S. 232 Springer: Berlin-Heidelberg-New York

Küppers B O (1980/1981) Evolution im Reagenzglas. mannheimer forum 1980/81 S. 47 Boehringer GmbH: Mannheim
Majno G (1975) The healing hand. Havard Univ. Press: Cambridge (Mass.)
Majno G (1977) In: Ryan, G. B. and G. Majno: Inflammation. Upjohn: Michigan
Marchand F (1924) Die Herkunft der Exsudatzellen. In: Krehl, L. und F Marchand: Handbuch Allgemeine Pathologie Bd. 4 Abt. 1. Hirzel: Leipzig S. 287
Mayr E (1975 a) Wie weit sind die Grundprobleme der Evolution gelöst? Nova Acta Leopoldina NF 42 Nr. 218:171
Mayr E (1975 b) Rundtischgespräch. Evolution. Nova Acta Leopoldina NF 42 Nr. 218 S. 411
Mayr E (1982) The growth of biological thought. Harvard Univ. Press: Cambridge (Mass.) and London (UK)
Mohr H (1982) Leiden und Sterben als Faktoren der Evolution. Zeitwende 53:129
Mohr H (1983) Evolutionäre Erkenntnistheorie — ein Plädoyer für ein Forschungsprogramm. S. ber. Heidelberger Akad. Wissenschaften, Mathemat.-Naturw. Klasse Jahrgang 1983, 6. Abhandlung. Springer: Berlin-Heidelberg-New York-Tokyo
Nordling C O (1953) A new theory on the cancer-inducing mechanism. Brit. J Cancer 7:68
Pflugfelder O (1954) Geschwulstbildungen bei Wirbellosen und niederen Wirbeltieren. Strahlentherapie 93:181
Popper K R (1979) Ausgangspunkte. Hoffmann und Campe: Hamburg
Prigogine I (1980) Vom Sein zum Werden. 2. Aufl. Piper: München und Zürich
Prigogine I (1980/1981) Zur Entropie und der Evolutionsbegriff in der Physik. mannheimer forum 1980/81 S. 9. Boehringer GmbH: Mannheim
Rössle R (1923) Referat über Entzündung. Verh. dtsch. path. Ges. 19:18
Rössle R (1936) Innere Krankheitsbedingungen. In: L. Aschoff: Lehrbuch Pathologische Anatomie Bd. I. 8. Aufl. S. 1. Fischer: Jena
Spatz H (1972) cf. Doerr. In: Gadamer H-G und Vogler P Neue Anthropologie Bd. 2. Thieme: Stuttgart S. 386
Thoma R (1878) Über entzündliche Störungen des Capillarkreislaufes bei Warmblütern. Virchows Arch 74:360
Trincher K (1981) Die Gesetze der biologischen Thermodynamik. Urban und Schwarzenberg: Wien-München-Baltimore
Virchow R (1854) Handbuch der speziellen Pathologie und Therapie. Enke: Erlangen
Vogt C und O (1919) Zur Kenntnis der pathologischen Veränderungen des Striatum und des Pallidum. S. ber. Heidelb. Akad. Wissenschaften, mathemat. naturw. Klasse Abt. B, Jahrg. 1919, 4. Abh. C. Winter: Heidelberg
Weizsäcker K F v (1975) Rundtischgespräch. Evolution. Nova Acta Leopoldina NF 42 218:398

Geistige Grundlagen der Erkenntnisfindung in der Medizin

R. GROSS

Grundlagen

Dieses Referat möchte ich mit einigen Bekenntnissen oder Statements beginnen:

Während die *spezielle Methodik* und damit die praktischen Erkenntnisse in der Medizin immer schneller expandieren, hat sich an ihren *allgemeinen Prinzipien* in über 2000 Jahren wenig verändert. Ich werde deshalb manches bringen, was ich an anderer Stelle auch schon gesagt oder im Druck habe.

Der Hamburger Medizinhistoriker Lichtenthaeler [11] ging in seiner Kritik der Moderne und des Gigantismus in der Medizin sogar so weit, zu schreiben, daß *Empirismus* und *Technizismus* zusammen auf dem besten Wege seien, ,,dem ärztlichen Beruf eine unerwartet archaische und damit regressive Färbung zu bescheren''.

Trotzdem halte ich jedenfalls die naturwissenschaftlich orientierte Medizin nicht, wie viele, für eine *Kunst,* sondern für eine *Wissenschaft,* eine angewandte Wissenschaft, eine ,,Science à faire'', wie Ducuing schrieb [5]. Nach dem großen Kliniker F. W. Müller ist der Wissenschaftler ohne Intuition, Vorstellungskraft, Ästhetik ein Dummkopf — ohne Vernunft, Disziplin, Logik — ein Träumer. Ich möchte deshalb auch dem Münsteraner Medizintheoretiker Rothschuh [15] nicht zustimmen, nach dem die Medizin..." wegen des großen Anteils nicht überprüfbarer Axiome... eher eine Naturphilosophie als eine Naturwissenschaft darstellt''.

Es mag für die Medizin anmaßend erscheinen, wenn ich das *Verhältnis von Kunst und Wissenschaft* noch mit Sätzen von Albert Einstein kennzeichne: 1921 schrieb er aus Berlin: ,,Wird das Geschaute und Erlebte in der Sprache der Logik nachgebildet, so treiben wir *Wissenschaft,* wird es durch Formen vermittelt, deren Zusammenhänge dem bewußten Denken unzugänglich, doch intuitiv als sinnvoll erkannt sind, so treiben wir *Kunst...* [5b]

Wir sehen also, daß der gute Arzt *außer soliden naturwissenschaftlichen Kenntnissen* noch ein zweites braucht, die *Psychologie,* daß er sich hineindenken können muß in die Seele des hilfesuchenden Menschen. Das ist die humanitäre oder ethische Seite der Medizin [8, 16 u. a.], die sich mit der naturwissenschaftlichen Fundierung nahtlos zusammenfügen muß. *Jedes der beiden Glieder ist für sich allein notwendig, aber nicht hinreichend.* Daran ändert auch die berühmte französische Devise nichts:

Guérir quelaue fois,
Soulager souvent,
Consoler toujours...

Zuerst darf ich aber sozusagen den Horizont abstecken mit 5 Schemata und einigen kurzen Kommentaren:
1. Die erste Frage, die sich der Arzt stellen muß, ist die, wem er nützt: Dem Kranken, dem Kostenträger, der Gesellschaft oder gar: sich selbst (Tabelle 1).

Leider ist der Autismus einerseits als geistige Haltung, andererseits in seiner merkantilen Form sehr verbreitet.

Tabelle 1. In der Medizin Nutzen (Schaden) für wen?

Patient	?
Öffentl. Gesundheit	?
Arzt	?
Versicherungssystem	?
Wirtschaft	?
Wissenschaft	?

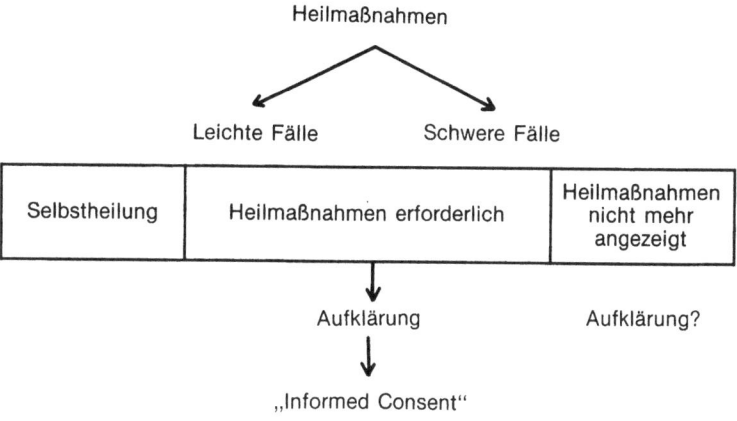

Abb. 1. Wunsch nach Diagnose

2. Die meisten Kranken erwarten Hilfe. Sinngemäß drehen sich fast 100 Prozent aller Kunstfehlerprozesse um die Unterlassung, um den falschen Inhalt oder um den falschen Zeitpunkt therapeutischer Maßnahmen (Abb. 1).

Entweder wollen sie eine schon ausgesprochene Diagnose kontrolliert oder ergänzt wissen — oder sie wollen sich eine Entscheidung über Heilmaßnahmen vorbehalten. Dabei sollte in meiner Sicht [8] kein Arzt sogenannte invasive Eingriffe mit Be-

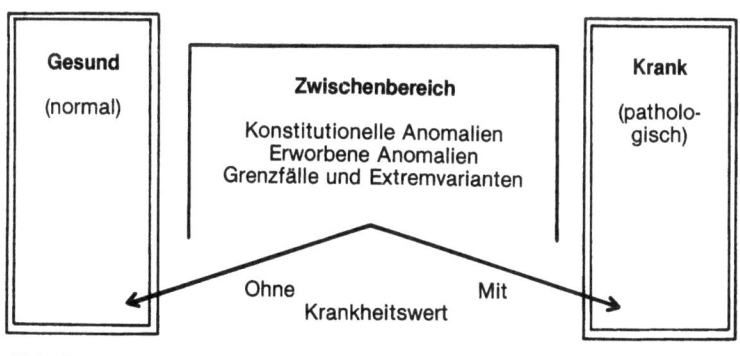

Abb. 2

lästigung oder gar Gefährdung der Kranken durchführen, wenn diese nicht im voraus sich bereit erklärt haben, ggf. die therapeutischen Konsequenzen zu ziehen.

Abb. 2 zeigt die fließenden Übergänge zwischen *Befindensstörungen* oder leichteren, auch spontan sich zurückbildenden *Krankheiten* über eine Gruppe, die mit ärztlicher Hilfe schneller, sicherer, komplikationsärmer ausheilt bis zu den Störungen, bei denen ohne Fremdhilfe der Tod eintreten würde.

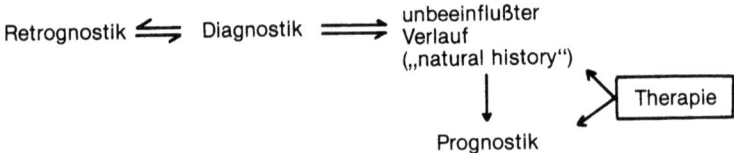

Abb. 3. Verhältnis von Diagnose, Prognose und Therapie

Die *Diagnose* (Abb. 3) mit der ich mich unter Aussparung der von meinen Kollegen behandelten Pathogenese und Therapie im folgenden vorzugsweise beschäftigen werde, ist der schwierigste Teil des ärztlichen Handelns. Man kann sie zerlegen in die *Retrognose* [9], d. h. was bisher war und wie es sich entwickelt hat, in die *Diagnose,* den aktuellen Zustand und in die daraus abgeleitete *Prognose,* den erwarteten Verlauf. Dieser hat vom natürlichen, unbeeinflußten Ablauf auszugehen. Der dafür im Angelsächsischen gebräuchliche Ausdruck „natural history" wird bei uns häufig unzutreffend der Geschichte besonderer Krankheiten zugeordnet; in Wirklichkeit handelt es sich um den Verlauf einer einzelnen Erkrankung. Mittels unserer (ganz verschiedenen) therapeutischen Maßnahmen versuchen wir, den spontanen Ablauf und damit die Prognose zu beeinflussen.

Einige allgemeine Grundlagen der Diagnostik

Lassen Sie mich das, was mir diagnostisch am Herzen liegt, wiederum mit einem einfachen Schema beginnen und daraus einige Probleme diagnostischen Schließens als Erkenntnisprozeß ableiten.
1. Kommen wir von der Zuverlässigkeit diagnostischer Schlüsse her, so gilt etwa das Schema der Abb. 4.

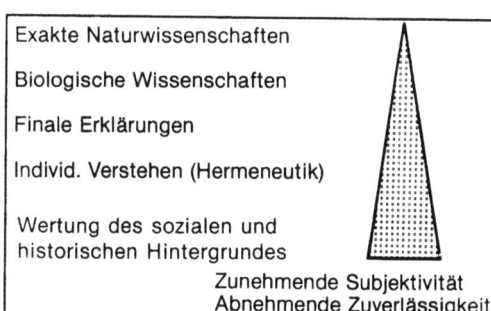

Abb. 4. Arten ärztlicher Erkenntnisse und Urteile

An der Spitze stehen naturwissenschaftlich fundierte Methoden; am anderen Ende die Hermeneutik als verstehendes Einfühlen oder die zur Zeit meist subjektiven Urteile über den psychosozialen Hintergrund. Allerdings sind hinsichtlich des Erkenntnisgewinnes auch in der Medizin keineswegs alle Methoden gleichmäßig (Abb. 5).

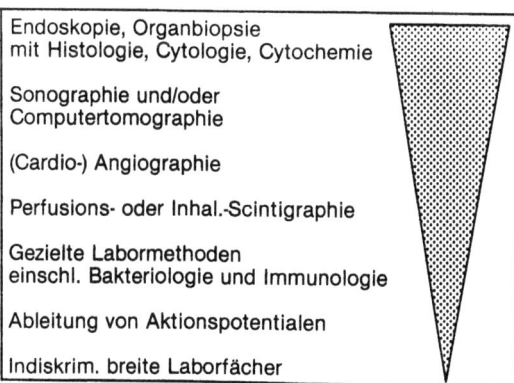

Abb. 5. Valenz in der Sicherung von Diagnosen an inneren Organen

Sie reichen von der Endoskopie mit Organbiopsien bis zu indiskriminierten Laborfächern. Gerade die letzteren führen häufig zu pathologischen Resultaten bei klinisch Gesunden, wenn man — mangels ausreichender Verteilungskurven bei Kranken (wie dies meist der Fall ist), den 2s-Bereich als *Normgrenze* nimmt.

In diesem Sinne wäre nach Untersuchungen von Murphy [11a] bei 100 verschiedenen Bestimmungen kaum jemand von uns ,,ganz normal" (Tabelle 2).

Tabelle 2. Abnahme der Wahrscheinlichkeit, ,,normal zu sein" mit der Anzahl durchgeführter (unabhängiger) Tests [nach Murphy (49)]

Zahl der Tests	Wahrscheinlichkeit ,,normal zu sein"
1	0,9500
2	0,9025
5	0,7738
20	0,3585
100	0,0059
∞	0,0000

Dazu kommen als weitere Probleme:
2. die oft entgegengesetzte und je nach Krankheit ganz verschiedene *Sensitivität* und *Spezifität* unserer Teste (Tabelle 3).

Ich zeige zunächst die Formeln an einem einfachen 4-Felder-Schema für Sensitivität und Spezifität, dann an einem Beispiel für entgegengesetzte Spezifität und Empfindlichkeit (Tabelle 4).
3. Schließlich müssen wir berücksichtigen, daß für die meisten Teste die *Ergebnisse an Kranken und Gesunden sich überschneiden*. Die Streubreite der klinisch-Gesunden wird fast immer unterschätzt. Im Einzugsgebiet einer Praxis, eines Krankenhauses usw. besteht für fast alle Laborergebnisse eine linksschiefe Verteilung, da die Ergebnisse der Gesunden sich gegen 0 hin häufen, die der Kranken aber breit gestreut sind. Doch selbst wenn wir die einfache Gauss-Verteilung zugrunde legen (Abb. 6), so erhalten wir eine Anzahl falsch negativer und eine Anzahl falsch positiver Resultate.

Tabelle 3

	Krankheit vorhanden K	Krankheit nicht vorhanden $\overline{K}$
Test positiv T	richtig positiv = TK	falsch positiv = T$\overline{K}$
Test negativ $\overline{T}$	falsch negativ = $\overline{T}$K	richtig negativ = $\overline{T}\overline{K}$

$$\frac{TK}{TK + \overline{T}K} = P(T/K) \qquad \frac{T\overline{K}}{T\overline{K} + \overline{T}\overline{K}} = P(T/\overline{K})$$

Empfindlichkeit

$$\frac{\overline{T}K}{TK + \overline{T}K} = P(\overline{T}/K) \qquad \frac{\overline{T}\overline{K}}{T\overline{K} + \overline{T}\overline{K}} = P(\overline{T}/\overline{K})$$

Spezifität

Tabelle 4

% Reagenten in der untersuchten Population	% richtige Ergebnisse (global)	
	Spezifität 90% Empfindlichkeit 20%	Spezifität 20% Empfindlichkeit 90%
80	34	76
50	55	55
20	76	34

Bei wenig Reagenten in der Population ist die Spezifität wichtiger.
Bei viel Reagenten die Empfindlichkeit.

Im seltenen Idealfall (Abb. 6 oben) trennt die Methodik die Kranken und die Gesunden völlig; bei der starken Überschneidung (Abb. 6, unten) ist sie unbrauchbar. Wir können auch durch eine einfache Verschiebung die Trennlinie unserer Ergebnisse verändern in Richtung auf höhere Sensitivität mit verminderter Spezifität und umgekehrt. Im allgemeinen hat es sich in der Klinik bewährt, *zu einer mäßig erhöhten Sensitivität* zu tendieren: Falsch positive Ergebnisse kosten den Kranken Zeit, Nerven, Geld — falsch negative eventuell die Gesundheit oder das Leben.

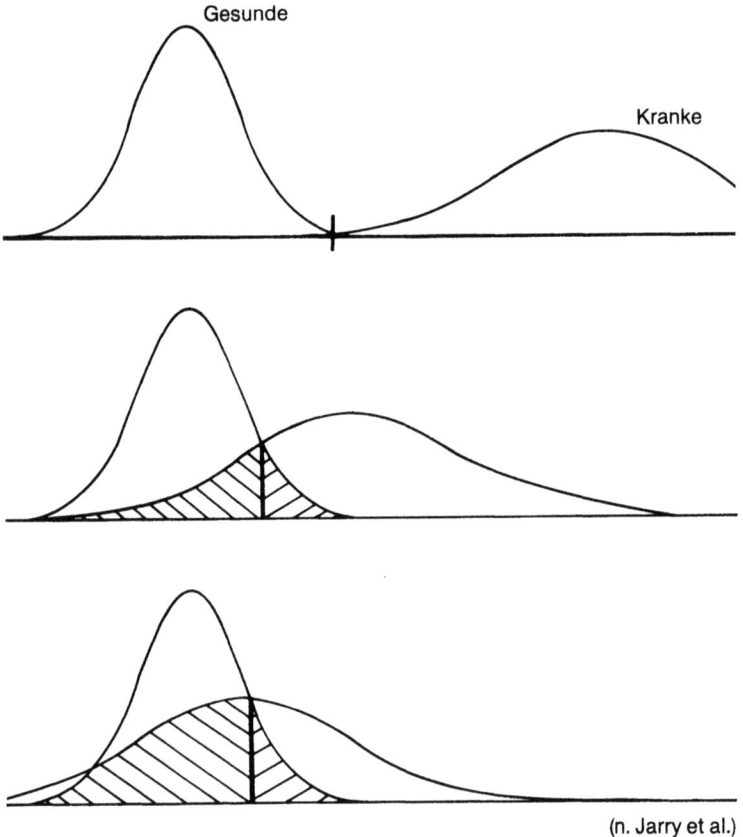

(n. Jarry et al.)

Abb. 6. Verschiedene Überschneidungen von Gesunden und Kranken

Tabelle 5. Relativität von Diagnosen und Fehldiagnosen

1. Relativität zur Trennschärfe
2. Relativität zur Untersuchungszeit
3. Relativität zum Inhalt
4. Relativität zu den Konsequenzen

4. Ein wesentlicher Punkt der Diagnostik ist die verlangte Trennschärfe (Tabelle 5).

Sie bezieht sich auf den Inhalt der Diagnose, ihre Einengung, die zur Verfügung stehende Untersuchungszeit und die Konsequenzen. Je mehr an Trennschärfe verlangt wird, um so größer ist die Wahrscheinlichkeit einer Fehldiagnose. Wenn wir etwa bei akutem Fieber und Husten einen Infekt annehmen, werden wir kaum irren. Eine Viruspneumonie oder gar einen Erreger zu diagnostizieren, erfordert schon einen ganz anderen Aufwand.

Auch treffen die Befunde in praxi nicht etwa gleichzeitig ein, wie einige Computer-Fachleute naiv in den 60-Jahren annahmen (Abb. 7).

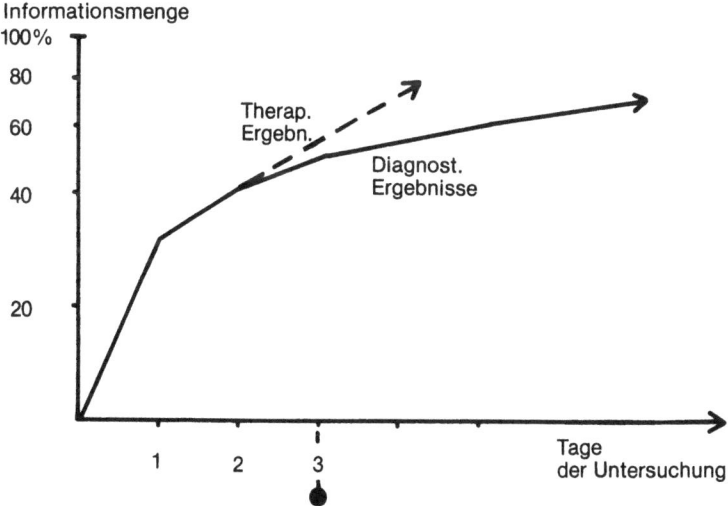

Abb. 7. Information über Kranke in Abhängigkeit von Untersuchungszeit, Verlauf, Therapie-Einflüssen

Die Diagnostik ist vielmehr — besonders in der inneren Medizin — eine *dauernde Adaptation und ggf. Korrektur* anhand des ständig wechselnden Informationsstandes, auch erster therapeutischer Erfahrungen. Dies sowie die etwa 6000 Klassen mit rund 20000 Symptomen sowie 30000 — 40000 Syndromen und Krankheiten [12] sind die Gründe, warum es die ,,große Diagnosenmaschine" derzeit nicht gibt und in absehbarer Zeit nicht geben wird. Sie wäre gar nicht programmierbar und könnte — als mehr oder minder starres System — in absehbarer Zeit auch die bewegliche Zuwendung des Gehirns zu ganz speziellen Patienten und Problemen nicht ersetzen. Um so wertvoller sind Computer für Teilaufgaben, wie z. B. die Auswertung von Labordaten, die Umsetzung digitaler Impulse in Bilder, die Simulation von Krankheitsvorgängen usw.

Tabelle 6 zeigt — noch ohne die aussichtsreiche Kernspinresonanztomographie — die derzeit wichtigsten technischen Methoden in der Medizin. Jeder kann selbst beurteilen, wo und wie der Einsatz moderner Datenverarbeitung sinnvoll ist.

Tabelle 6. Technische Methoden in der Klin. Medizin

Klinisch-chemische, hämatologische, immunologische, radiologische, mikrobiologische Daten.

Mechanische Messung von Drucken, Funktionen, Perfusionsgrößen

Ableitung elektrischer Atkionspotientale (z. B. EKG; EEG, EMG)

Röntgen- und Isotopendarstellung (Organe, Hohlräume, Gefäße)

Computer-Tomographie, -Sonographie, -Szintigraphie

Inspektion und Fotografie von Hohlräumen

Zytologische, histologische, zytochemische, UV- oder Fluoreszenzuntersuchung von Organproben, Sekreten, Abschilferungen

Messende Belastung mit Medikamenten, Farbstoffen, Isotopenmarkierten Metaboliten

Weitere Untersuchungen

Einige spezielle Methoden der Diagnostik

Wie besonders Bürger [3] betont hat, ist jeder mit seiner Krankheit und mit seiner Reaktion darauf etwas einmaliges, *so nie Dagewesenes und so nie Wiederkehrendes*. Für die Aufklärung des Patienten, den Verkehr mit den Kostenträgern, die Wissenschaft usw. bedarf es aber einer gewissen *Abstraktion vom Einzelfall*, eben der Diagnose. Ihr Inhalt sind *5 Grundfragen* (Tabelle 7).

Tabelle 7. Inhalt der Diagnose

Was?	Art der Erkrankung
Wo?	Lokalisation
Seit wann?	Dauer
Warum?	Ursache
Bei wem?	Kennzeichnung des Patienten

Der Weg geht gewöhnlich über 4 Schritte (Tabelle 8): Akkumulation, Analyse, Analogie, Induktion.

Tabelle 8. Diagnostische Schritte

Akkumulation	Sammeln der Beschwerden, Befunde, Daten etc.
Analyse	Ordnen u. Bewerten der Symptome
Analogie	Vergleich mit Erfahrung und Kenntnissen
Induktion	Rückschluß auf die (abstrakte) Diagnose

Bevor ich auf die letztere eingehe, möchte ich betonen, daß sich die meisten Ärzte auf ihre Erfahrung (Tabelle 9) berufen.

Tabelle 9. Logische und Psychologische Stufen der Diagnose

1. „Erkennen"	direkte Verbindung von Sinneseindrücken oder Informationen mit Diagnosen
2. Analogieschlüsse	mit nachfolgender hypotheticodeductiver Prüfung
3. Ausschlußverfahren	
4. Mustererkennung	(„Pattern recognition")

1. *Erfahrung* ist besonders schwer zu definieren: Unbestreitbar gilt sie im täglichen Sprachgebrauch, auch in der Medizin, als Indikator sozialer, wissenschaftlicher oder technischer Kompetenz. Selbst im technischen Bereich ist nach Kessler [10] ein Erfahrungsvorsprung durch keine theoretische oder praktische Intelligenzleistung auszugleichen. In der Medizin kommt es bei der Vielzahl von Krankheiten, Syndromen, Symptomen, Methoden auf das bereits Gesehene, auf das déjà vu, an. Zwar hat nach Popper [13] jeder erfahrungswissenschaftliche Satz nur hypothetischen Charakter. Auch wächst mit dem empirischen Gehalt einer Aussage die Zahl der Falsifikationsmöglichkeiten. Dies ändert aber nichts an der Tatsache, daß die meisten Ärzte aus den eigenen oder in der Literatur niedergelegten Erfahrungen *Analogien* oder *induktive Schlüsse* ziehen. Ich behandle hier zuerst den induktiven Schluß.

2. *Induktion* gilt seit David Hume als nicht korrektes Verfahren der Logik — und doch handeln wir nach dem gleichen Autor im täglichen Leben fast ständig danach. Induktion bedeutet, wie hier allgemein bekannt, eine partielle Implikation oder — anders formuliert: Die Konklusion wird von den Prämissen nicht voll gedeckt. Gleichwohl halte ich den induktiven Schluß in der Medizin nicht nur für erlaubt sondern für notwendig. Er führt zur *Generierung von Hypothesen* [17], die mit naturwissenschaftlichen Methoden bestätigt oder falsifiziert werden müssen. Für sehr fruchtbar, gerade für die Medizin, halte ich das von dem Wahrscheinlichkeits-Theoretiker Richter [14] hervorgerufene *Cournotsche Prinzip*: Eine kleinere Abweichung der mathematisch allein sicheren Wahrscheinlichkeit von 1,0, also $(1 - \varepsilon)$ können wir als quasi sicher ansehen. Je größere Werte wir ε zugestehen, umso mehr verschiebt sich die objektive Wahrscheinlichkeit zum subjektiven Ermessen hin.

Gegenüber den induktiven sind die *dedukutiven Schlüsse* seit über 2000 Jahren logisch unbestritten. Die Konklusion wird durch die, oft mehrgliedrigen, Prämissen voll gedeckt.

Tabelle 10. Moderne Deutung der Intuition (n. Encyclopaedia of Philosophy 3/1967:204)

1. Wahres, nicht durch cogn. Schluß begründetes Wissen
2. Ahnung („hunch") von Tatsachen
3. Unmittelbare Bildung eines Konzeptes
4. Prälinguist. Kenntnis von Abläufen ohne Begründung
5. Linguistische Verknüpfung aus sprachl. Möglichkeiten
6. Berechtigter Glaube aus einer Naturtatsache heraus (Descartes)
7. Berechtigter Glaube aus sozialer Konzeption (Wittgenstein)
8. Wissen ohne die Vermittlung von Konzepten auf Grund von a priori Kenntnissen (Kant)

Dieser Schluß bringt aber keinen Zugewinn an Information, nur eine Tautologie, eine Umformung oder eine Bestätigung.

3. *Intuition.* Auf die interessante Geschichte der Intuition möchte ich hier unter Hinweis auf frühere eigene Publikationen nicht eingehen (z. B. 6, 7)

Einige neuere Deutungen aus der britischen Encyclopaedia of Philosophy [5a] zeigt Tabelle 10.

Lassen Sie mich daraus nur die Position 5 hervorheben, nachdem der amerikanische Linguistiker Chomsky [4] zu der Überzeugung kam, daß es uns in der Muttersprache — und nur in dieser — gelingt, bisher getrennte Assoziationen zu ganz neuen Bildern und Begriffen zu verknüpfen.

Ich möchte bei der Intuition vielmehr eingehen auf den in England lebenden Psychologen de Bono [1, 2]. Nach de Bonos Theorie vom *lateralen Denken* kommt die Intuition dadurch zustande, daß wir die gewohnte logische Verknüpfung von Wahrnehmungen (Tabelle 11) verlassen und sie auf ganz ungewohnte, in seltenen Fällen einmalige (Position 3) Weise in unserem Kurz- und Langzeitgedächtnis verknüpfen.

Tabelle 11. Stufen der Intuition

1. Gewohnte Verbindung von neuen Sinneseindrücken mit bereits bekannten
2. Ungewohnte und unübliche Verbindung von Eindrücken und Gedanken („Laterales Denken" n. de Bono)
3. Einmalige Verbindung von Zusammenhängen zwischen früheren und neuen Apperzeptionen

Tabelle 12

Methoden des „lateralen Denkens" (Problemlösungen) n. de Bono	Methoden der Lösung diagnostisch-therap. Probleme
■ Eingabe von Möglichkeiten, die eingefahrenen Denkmuster „spalten"	Einbringung neuer Informationen (Wiederholung, Anamnese, neue Befunde, weitere Labordaten usw.)
■ Vorgabe einer Anzahl von Kriterien, die vor einer Entscheidung geprüft werden	Prüfung eines breiten Sets von Differentialdiagnosen oder therapeut. Möglichkeiten
■ Unterteilung der Fragestellung (und der Aufmerksamkeit) auf Teilprobleme	Dasselbe
■ Umkehrung der Problematik	Hypothetico-deductive Prüfung von Hypothesen

Auf die Medizin übertragen, bedeutet das ungewöhnliche, elegante Diagnosen, erstmalige Behandlungen oder wissenschaftliche Ideen. Dieses „laterale Denken" läßt sich allerdings nicht erzwingen. Im Gegenteil, die bewußte Bemühung (fast möchte ich sagen: das bekannte „brain-storming" der Amerikaner) verstärkt die gewohnten Assoziationen. De Bono hat aber Methoden angegeben, wie man solche außergewöhnlichen Assoziationen mindestens begünstigen kann.

Ich zeige in Tabelle 12, links einige Vorschläge de Bonos, rechts meine Übertragung auf die spezielle Situation der medizinischen Erkenntnis.

Hypothetico-deduktives Schließen

Fassen wir alles bisherige zusammen, so ergibt sich, neben anderen, hier nicht zu besprechenden diagnostischen Prinzipien, vor allem aus dem Bereich des *„Pattern recognition"* und der Modelltheorie, eine Form der Diagnostik, die ich in Anlehnung an einen Ausdruck von Francis Bacon als *„hypothetico-deduktiv"* bezeichnet habe (Abb. 8).

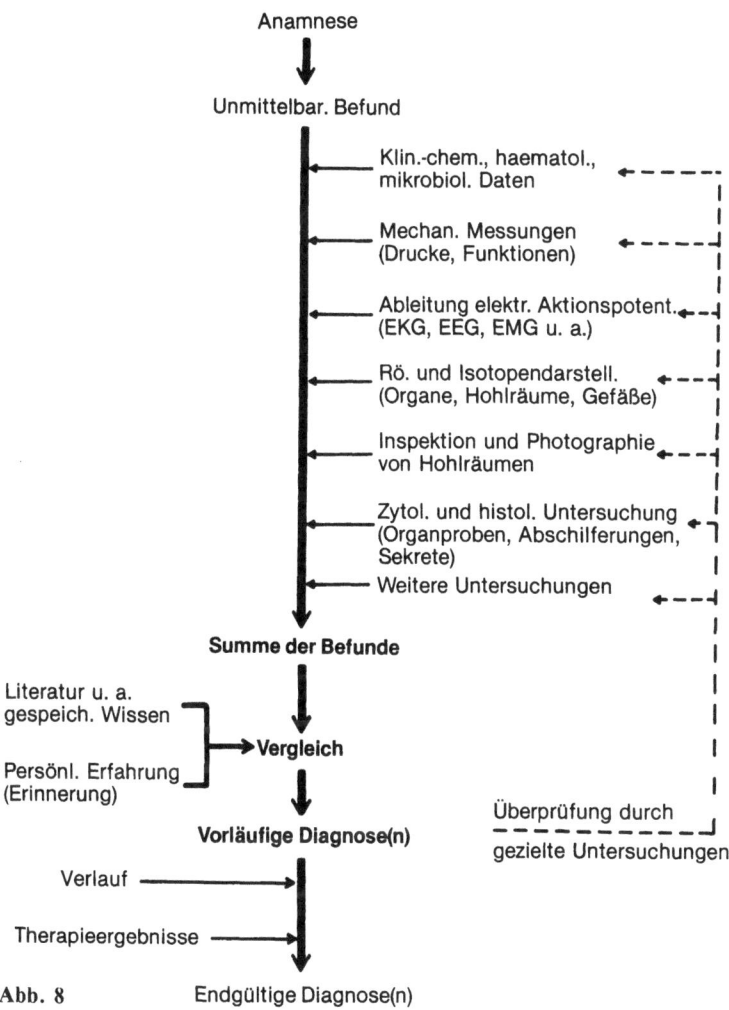

Abb. 8

Sie ist logisch völlig einwandfrei. Eine sorgfältige Anamnese und der unmittelbare Befund am Kranken generieren Hypothesen, eben vorläufige Diagnosen. In unserer eigenen Erfahrung an 5000 Kranken führten sie bei etwa 80 Prozent zur richtigen endgültigen Diagnose (Tabelle 13).

Tabelle 13

Art der Beziehung bei den Diagnosen	Häufigkeit
Vollständige oder weitgehende Übereinstimmung	63%
Richtige Gruppen- oder Differentialdiagnosen zur weiteren Differenzierung	19%
Reine Symptomangaben ohne entsprechende differentialdiagnostische Kalküle	4%
Keine Übereinstimmung	8%
Keine vorläufige Diagnose	7%

Diese Zahlen decken sich mit kleineren amerikanischen und österreichischen Untersuchungsreihen. Ich möchte aber besonders betonen, daß es sich hier um vorläufige Diagnosen, um den hypothetischen Teil handelt. Dieser muß mit naturwissenschaftlichen Methoden geprüft, d. h. bewiesen oder verworfen werden. Dies ist der deduktive Teil des Verfahrens. Sollte er zu einer Falsifikation führen, so beginnt der Prozeß wieder von vorne — nur diesmal mit kleinerem Spielraum durch bereits vorliegende Ausschlüsse. Diese Rezirkulation oder diagnostische Spirale zeigt (Abb. 9).

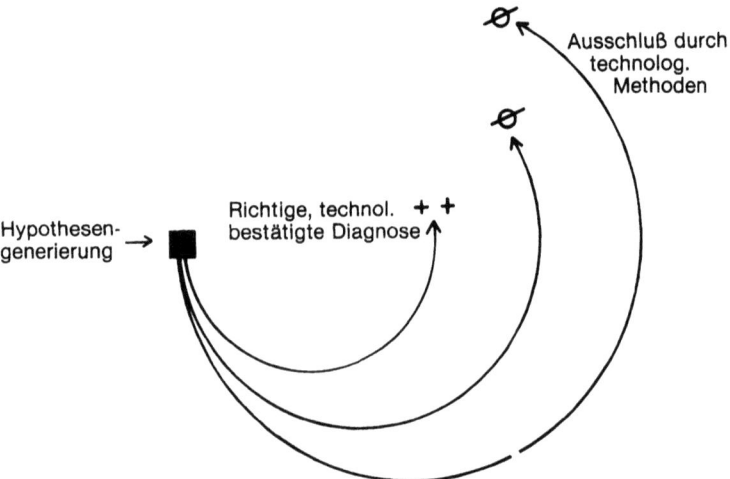

Abb. 9. „Differentialdiagnostische Rezirkulation oder Spirale"

Zusammenfassung

1. Diagnostik und Therapie sind in der Medizin durch die Theorien der Wahrscheinlichkeit und des Nutzens verbunden.
2. Die Diagnostik besteht aus logischen und psychologischen Elementen.
3. Ihre Basis sind die Akkumulation, Analyse und Gewichtung von Informationen einerseits, die Prüfung auf ihre logische Konsistenz andererseits.
4. Allen diesen Ansprüchen wird das hypothetico-deduktive Verfahren der Diagnostik gerecht.

Literatur

1 de Bono E (1971) Laterales Denken. deutsch bei Rowohlt, Hamburg
2 de Bono E (1975) Der Denkprozeß. deutsch bei Rowohlt, Hamburg
3 Bürger M (1954) Klinische Fehldiagnosen. Thieme, Stuttgart
4 Chomsky N (1974) Thesen zur Theorie der generativen Grammatik. deutsch bei Athenäum-Fischer
5 Ducving J (1965) Semiologie et paraclinique générale. Doin, Paris
5a Edwards P (1967) The Encyclopaedia of Philosophy, Vol. 3. Collier Macmillan, London
5b Einstein A (1981) Briefe, dtsch. Ausgabe. Diogenes, Zürich
6 Gross R (1973) Einige logische Grundlagen und Grundfragen der Medizin. Dtsch. Ärzteblatt 70: 2319, 2392, 2462, 2538, 2605
7 Gross R (1975) Die Intuition in der ärztlichen Praxis und Forschung. Dtsch. Ärzteblatt, 72:3500
8 Gross R Der Arzt zwischen Technologie und Humanität, zwischen Ethik und Recht. Festvortrag Davos, 12.3.1984
9 Hartmann F Lebensversich. Medizin
10 Kessler A S, Schöpf A Wild Chr (1973) ,,Erfahrung" in H. M. Baumgartner, Chr. Wilf (Ed.) Handb. Philosoph. Grundbegriffe. Kösel, München
11 Lichtenthaeler Ch (1974) Geschichte der Medizin. Dtsch. Ärzte-Verlag, Köln
12 Murphy E A (1976) The Logic of Medicine. The Johns Hopkins Univ. Press, Baltimore
13 Popper K (1966) Logik der Forschung. deutsch bei Mohr, Tübingen
14 Richter H (1966) Wahrscheinlichkeitstheorie. Springer: Berlin-Heidelberg-New York
15 Rothschuh K E (Ed. 1975) Was ist eine Krankheit? Wissenschaftliche Verlagsgesellschaft, Darmstadt
16 Schaefer H (1983) Medizinische Ethik. E. Fischer, Stuttgart
17 Überla K K (1983) Erfahrung. Münch. Med. Wschr. 124:18, 32

Die „Idee des Menschen" in der Medizin

Überlegungen zu einer Medizinsoziologie
zwischen Gesellschaftlichkeit und Leiblichkeit des Menschen

H. BAIER

1. Die Frage nach der ‚Idee' einer Wissenschaft

Wenn wir eine Wissenschaft betreiben, geht es nicht nur um eine Sache, die wir im einzelnen erforschen wollen, sondern wir müssen auch eine *Idee* von ihr haben. Sachen liegen und bewegen sich um uns in Fülle. Ihre Erscheinungen gehen durch uns als Erfahrungen und verschwinden wieder, wenn wir sie nicht im Gedächtnis festhalten können. Halten wir die Sache in solcher Weise fest, so haben wir einen *Begriff* von ihr. Aber was können wir von ihr begreifen? Doch nur das, was als *Bild* der Sache schon vorweg in uns gewesen war — als Erinnerung.

Das Bild einer Sache führt uns freilich nur dann zu einem Begriff, wenn es ihr entspricht. Wir können uns in der Sache irren, wenn wir ein falsches Bild erinnern. Wir können uns aber auch im Begriff vertun, wenn wir uns nicht um die Sache bemühen. Treffen wir jedoch im Vorschein der Idee die Sache als Erscheinung an und halten sie im Gedächtnis des Begriffs fest, dann erhellt sich die *Sache als Ganzes*. Wir haben sie als Bild und Begriff, wir haben ihre *Idee*.

Nun können wir Wissenschaft treiben. Wir erforschen die Einzelheiten der Sache, um die es uns jetzt geht. Wir sammeln Erfahrungen über sie, trennen Falsches vom Richtigen, bilden Sätze und fügen aus ihnen einen widerspruchsfreien Zusammenhang. Wir erarbeiten den *Begriff der Sache* — immer geleitet vom *Bild des Ganzen* und bemüht um Genauigkeit und Unterschiedenheit seiner begrifflichen Fassung. Ob wir zum Begriff und zu seinem Gedächtnis der zusammengehörigen Einzelheiten ‚Theorie' sagen, deren Datenmengen und Datenverknüpfungen in Köpfen oder Bibliotheken oder elektronischen Speichern vorgehalten werden; ob wir das Bild einer Sache ‚Sinnstruktur', ‚Paradigma', ‚Modell', ‚Idealtypus', ‚Begriffsutopie', oder schlicht ‚Ideal' benennen und seine Erinnerung als Leistung einer transzendentalen Kommunikations- oder einer realen Wissenschaftlergemeinschaft oder schlicht der Sprache beschreiben; allemal bleibt, ob wir nun eher dem Idealismus oder dem Realismus folgen, das von Platon oder Aristoteles entdeckte, von William Ockham oder Thomas von Aquin entfaltete und von Hegel oder dem Kantischen Kritizismus modern formulierte Erfordernis: wir müssen zuerst eine *Idee von einer Sache haben, wenn wir sie wissenschaftlich erforschen wollen* [1].

So liegt der *Naturwissenschaft* seit Galilei gewiß eine Idee der Natur als Körperwelt in mathematischen Relationen zugrunde [2]. Die *Geisteswissenschaft* seit Dilthey wiederum folgt der Idee eines psychischen Wirkungszusammenhangs, der sich im Laufe der Geschichte als Typologie von Weltanschauungen ausfaltet [3]. Die *Kulturwissenschaften* führen die Vorstellung eines vollkommenen Symbolismus mit sich, den die historischen Kulturen in ihren Wertmustern abwandeln, und an dem sich die Menschen zur Steigerung ihrer Humanität ausrichten [4]. Und die *Sozialwissenschaften* zuletzt haben sich — unter dem Dominat der Amerikaner — auf das Paradigma von sozialen Systemen geeinigt, deren interagierende Akteure und Organisationen den Funktionsimperativen von Bestandserhaltung und Umweltanpassung folgen [5].

Hat die Medizin als Wissenschaft eine solche Idee? Gleichsam ein *Bild des ganzen Menschen,* das ihren Forschungen vorhergeht, und einen *klaren, distinkten* Begriff, dem ihre Diagnostik und Therapeutik nachgeht? Wir kommen mit der Antwort offensichtlich in Verlegenheiten.

2. Bilder und Begriffe des Menschen in der Medizin

Soweit die Medizin Naturwissenschaft ist, bildet sie sich und begreift sie den *Menschen als Naturwesen*. Sie faßt ihn als ein Ensemble biophysikalischer und biochemischer Prozesse, die sich zum Strukturenkomplex und zum Funktionenablauf eines sich selbst erhaltenden und selbststeuernden Organismus in Umweltkontakt und Umweltanpassung zusammenschließen. Seine Pathologie formiert sich aus den endogenen oder exogenen Struktur- und Funktionsschädigungen, die Selbsterhaltung und Selbststeuerung eines solchen umwelteingepaßten, gleichwohl umweltabgegrenzten biotischen Systems gefährden. Das ist durchaus eine Idee des Menschen, nämlich der Mensch als ‚lebendiger Körper'. Ob man ihn seit Descartes und Lamettrie als ‚Körpermaschine' begreift oder nach der Korrektur des Vitalismus als selbstadaptiven und sich selbst entwickelnden Organismus oder moderner als Evolutionseffekt thermodynamischer Systeme [6]. Allemal bleibt der Mensch ein Naturwesen, dessen gesunder oder kranker Körper unter Naturgesetzen steht, auch dann, wenn wir sie stochastisch und nicht mehr deterministisch formulieren.

Mit dieser Idee des Menschen als Körper hat die moderne Medizin ‚Natur' und Naturgesetze auf Terrains des Menschen entdeckt und entschlüsselt, die man bis dahin für Phänomene des ‚Geistes' oder der ‚Seele' oder gar der ‚göttlichen Zeugung' oder anderer übernatürlicher Kräfte hielt. Ich denke nur an die Biochemie der sog. Geisteskrankheiten, an die Biophysik der Sinnesorgane oder höherer Hirnleistungen, schließlich an die Humangenetik und die Entschlüsselung des lange mythisierten Erbgangs. Gleichwohl bleibt ein Riß im derart geschlossenen *Bild* und derart erschlossenen *Begriff des Menschen als Naturwesen, als organischer Körper* [7]. Wir erkennen uns in dieser Idee des Menschen nicht wieder.

Nun kennen wir zur Genüge die Korrekturen am Bild und Begriff des Menschen, wie sie die naturwissenschaftliche Medizin ihren Forschungen zugrundelegt und mit ihren Ergebnissen, also auch ihren Ergänzungsbedürftigkeiten offenlegt. Die *Medizin als Geisteswissenschaft* begreift den Menschen zwar auch als körperliches Wesen, das jedoch durch seinen ihm eingeborenen oder ihm akkulturierten Geist seine Natur prägt, das heißt diese fortentwickelt, sie aus dem ‚Geist' höherbildet oder sie verunstaltet, Körper und Seele also krankmacht. Die *Psychiatrie als Geisteswissenschaft* zum Beispiel in der Daseinsanalyse Ludwig Binswangers [8] — in enger Berührung mit der Phänomenologie Husserls und der Existenzphilosophie Heideggers — legt die Lebensgeschichte von Kranken als schicksalshafte Verfehlung der personalen Selbstentfaltung aus, zumeist unter dem existenziellen Bann von Daseinsangst und Schuldverlorenheit.

Oder ein ganz anderer Zugriff: für die *anthroposophische Medizin* ist der Mensch Teilhaber am aufsteigenden Gestaltenzug eines kosmischen Geistes, den wir in unseren individuellen Erkenntnisbemühungen verfehlen oder der sich uns schuldhaft versagen kann. Störungen und Verfall der geistigen und im Gleichklang der körperlichen Persönlichkeit sind die Folge. Die Anthroposophie Rudolf Steiners ist eine Verbindung der Logoslehre des Neuplatonismus und der Karma-Lehre des Buddhismus unter Zuhilfenahme Hegels und Goethes, die mit eigenwilliger Rezeption von Methoden und Resultaten der Naturwissenschaften durchaus ihre eigene Nosologie und Pathologie eines Menschen als personalem Geistwesen entwickelt hat [9]. Der Kreis von geisteswissenschaftlich verstandenen Medizinen wäre sehr leicht weiter auszuziehen, aber diese beiden so verschiedenen Beispiele geben schon das eine her, worauf es ankommt: Der Mensch ist wohl mehr als nur Körper innerhalb des Naturgeschehens, er ist zudem *Person mit ausgeprägter Individualität in Gesundheit und Krankheit.*

Bestimmt sich die *Medizin als Kulturwissenschaft,* erkennen wir ein weiteres Defizit der körperorientierten, d. h. der somatischen Medizin. Der Mensch ist, überall wo wir ihn in Geschichte und Gegenwart vorfinden, unterworfen prägenden Wertmustern und verpflichtenden Wertnormen. Deren Bestand und deren Fortführung nennen wir ‚Kultur', in Kenntnis, daß sich zwar die materialen Wertnormen historisch wandeln und territorial abgrenzen, daß sich jedoch der Mechanismus der Wertinternalisierung und -abgrenzung nur wenig unterscheidet. Insofern geben auch die *Kulturanthropologien* — nicht dem Inhalt, aber den strukturellen Konsequenzen nach — universale Auskünfte über den *Menschen als Kulturwesen* schlechthin [10].

Wenn freilich die Verinnerlichung von Werten bei Kleinkindern in den primären Institutionen — zumeist in der blutsverwandten Kleingruppe, bei uns in der ‚Familie' — ; wenn die Erziehung der Heranwachsenden zu den nötigen Fähigkeiten und Fertigkeiten in den sekundären Institutionen — unsere Schule und Berufsausbildung ist nur eine zivilisatorische Sonderform —; wenn zuletzt die Sanktionen bei Normenabweichung und -verletzungen in den Ordnungsinstitutionen — von der privaten Nachbarschaftsächtung bis zur staatlichen Justiz —; wenn diese Kulturmechanismen nicht mehr ein bestandsnotwendiges Leistungsmaß erreichen, dann deformieren sich zuerst die Personen, darauf die Institutionen, und schließlich das kulturelle Wertensemble selbst. Insofern können wir durchaus von einer *Kulturpathologie* sprechen [11], wenn auch die Übersetzungen in die Medizin sehr mannigfaltig und unüberblickbar sind [11a].

Beispiele für eine Medizin als Kulturwissenschaft finden wir überall dort, wo Konzepte und Befunde der Kulturanthropologie im weitesten Sinn aufgenommen worden sind. Wieder ist an die Psychiatrie zu denken, die als *transkulturelle oder Ethnopsychiatrie* auf die kulturelle Relativität der Begriffe, der Behandlung und der Eingliederung von psychisch abnormen Persönlichkeiten gestoßen ist [12]. Oder die *Psychoanalyse* ist in den Blick zu nehmen, wo sie kulturanthropologische Forschungen verarbeitet hat: Sigmund Freud ist mit seinem ,,Totem und Tabu" und seinem Kultursyndrom der ‚Massenhysterie' vorangegangen. Die amerikanische Neo-Psychoanalyse ist von Karen Horney bis René Spitz mit ihren Entdeckungen der Persönlichkeitsdefekte nach milieugeschädigter Kindheit gefolgt [13]. Natürlich ist auch an die eher anti-freudianische, noch entschiedener anti-biologistische *Tiefenpsychologie* zu denken, die über die *Psychosomatik* auf Diagnose und Therapie in medizinische Praxis und Klinik einwirkt [14].

Der *französische Strukturalismus* schließlich hat eine Pathologie von medizinischen Institutionen — ich denke an Michel Foucaults Archäologie des Krankenhauses als anonyme Definitions- und Sanktionsinstanz für Kranke wie Gesunde — oder eine strukturale Psychologie entworfen, die — ich denke an Jacques Lacan — die Neurosen und Hysterien als sprachliche Entsymbolisierungen begreift, als Privat-Code gegenüber dem persönlichkeitsfremden oder sogar persönlichkeitsfeindlichen institutionalisierten Diskurs [15].

Der *Mensch als Kulturwesen,* als allgemein wertbestimmtes, öffentliches und spezifisch institutionalisiertes Lebewesen, zeigt über seine Körperlichkeit und Geistigkeit hinaus eine neue Dimension. Ich bringe sie auf Bild und Begriff der *Kulturbestimmtheit und der Institutionalität* des Menschen.

3. Bild und Begriff des Menschen in der Medizinsoziologie

Bei der Bescheidenheit meines Faches gehört es sich wohl, daß ich die Medizin als Sozialwissenschaft zuletzt behandle. Unzweifelhaft ist der *Mensch ein Sozialwesen*. Er lebt gesellig in Gruppen und Organisationen, ja man hat sogar eine autonome Sphäre der Wirklichkeit ausgegrenzt, in der er als soziales Wesen schlechthin auftritt: die ‚Gesellschaft' [16]. Keine Frage ist zudem, daß wir soziale Faktoren finden können, die seine körperliche, geistige und kulturelle Leistungs-, Entwicklungs- und Anpassungsfähigkeit beeinträchtigen können. Krankheiten sind für diesen Fall sozial bedingt oder gar sozial verursacht, wie die Redeweise heißt, ihre Heilung kann sozial gehemmt oder verhindert sein [17].

Der Zirkel muß einen weiten Kreis ziehen, wenn wir alle Sektoren solcher *sozialer Indikatoren und Determinanten* umschreiben wollen. Wir verfügen über demographische Daten, regionale Verteilungen und Wanderungsbewegungen, soziale Schichten mit Auf- und Abstieg, Familiendynamik und Gruppenkohäsionen, Verhaltens- und Tätigkeits-Variable zum Beispiel in Arbeit und Freizeit, Versorgungsdaten von Klientelen der sozialen Sicherung, Inanspruchnahme-Erhebungen und Bedarfsberechnungen von medizinischen Einrichtungen usf. Ein Kranz von sozialen Disziplinen und Wissenschaften erforscht mit diversen Methoden und Techniken solche Fakten und Faktoren. So erweitern sich klassische Fächer in die soziale Dimension hinein, etwa die *Sozialpsychiatrie* oder *Sozialpädiatrie;* entwickelt sich die Sozialhygiene des 19. und die Arbeitsmedizin des früheren 20. Jahrhunderts zur *Sozialmedizin* [18]; entstehen als neue Disziplinen die Medizinsoziologie [19], eng verbunden mit der *Medizinpsychologie,* und die *Gesundheitsökonomie* [20], übergehend in die *medizinische Sozialpolitik* [21].

Offensichtlich handelt es sich nur zum geringsten um Teil- oder neue Disziplinen innerhalb der medizinischen Fakultät; größtenteils sind es Wissenschaften außerhalb der Medizin mit ganz anderen Berufs- und Menschenbildern sowie fremden Theorie- und Praxistraditionen. So folgt die *Ökonomie* dem Modell des ‚homo oeconomicus‘, dem kosten-nutzen-rechnenden Wirtschaftsmenschen [22]. Oder die *Bevölkerungswissenschaft* verfügt über das Strukturbild von im Raum ausgebreiteten, regional etwa in bestimmten Dichten verteilten, und in der Zeit sich ausdehnenden und zusammenziehenden Populationen, letzteres ein Effekt etwa des generativen Verhaltens von Alterskohorten [23]. Hier ist der Mensch nur Träger statistischer Merkmale für dynamische Kollektive, gewiß fern einer ‚Idee des Menschen‘, die für die Medizin bestimmend sein könnte.

Und die *Medizinsoziologie?* Soweit sie nicht durch Approbationsordnung und Fachverbände ein gezwungener Lieferant für demographische, gesundheitsökonomische oder sozialpolitische Themen und Fakten ist [24], vermag sie gewiß Grundlegendes über den Menschen als *soziales Wesen* auszusagen. Ich sehe hier zwei Paradigmen: das Interaktions- und das Rollen-System-Paradigma.

Das erste — das *Interaktionsparadigma* — stammt von Victor von Weizsäcker und ist aus der Arzt-Patient-Beziehung der Psychosomatik, gewiß auch aus dem bekannten Übertragungseffekt der psychoanalytischen Therapie, entwickelt. Sein Schüler und Nachfolger in Heidelberg, Paul Christian, hat nach dem Krieg aus den ,,Wesen und Formen der Bipersonalität" die ,,Grundlagen für eine medizinische Soziologie", so Titel und Untertitel der epochemachenden Schrift von 1949, vorgeführt [25]. Nach dem Vorbild des ‚Arbeitsverbandes zweier Partner' entsteht im Zweipersonenverhältnis, dann aufsteigend zur Tripersonalität und schließlich zur Mehrpersonenbeziehung der Gruppe — seine beiden häufigsten Beispiele sind die Eltern-Kind-Beziehung und die ‚Mehrpersonenpartnerschaft' am Arbeitsplatz — eine *neuartige ‚Sozialform'*, die in ihrer Eigenstruktur jeweils die in ihr interagierenden Individuen beeinflußt [26].

Haben wir pathische Veränderungen in der Familie oder in der Arbeitskooperative, so reagieren in Psyche und Soma spezifisch alle Partner eines solchen Bi- oder Tri- oder Mehrpersonenverhältnisses. Später ist diese von einem Psychosomatiker, also von einem Nicht-Soziologen, entworfene ‚soziologische Physiologie' und ‚soziologische Pathologie' mit den Terminologien und Methodologien der von Max Weber und Georg Simmel begründeten *Handlungstheorie* und des in den Vereinigten Staaten konzipierten ‚symbolischen Interaktionismus' verfeinert und fortentwickelt worden [27]. Die ursprüngliche ‚Idee' Weizsäckers und Christians ist gleichwohl für die medizinische Soziologie bestimmend geblieben: *Der Mensch steht immer in sozialen Wechselwirkungen;* sie formen ihn erst zur Person und sie können ihn auch als Person deformieren. Krankheit ist — nach Paul Christian — deshalb definiert als ‚soziale Destruktion' in den Umgangsverhältnissen mit anderen Menschen [28].

Neben diesem Interaktionsparadigma ist, wie ich gesagt habe, das *‚Rollen-System-Paradigma'* für die medizinische Soziologie leitend gewesen. Es ist vom wohl bedeutendsten amerikanischen

Soziologen, Talcott Parsons, eigens für die Medizinsoziologie durchdacht worden [29]. Soziale Systeme integrieren das Chaos der individuellen Aktivitäten durch sozialisierte und, wo nötig, durch institutionalisierte soziale Rollen, die gleichsam die Erwartungen und Handlungen der Akteure auf sich ziehen und an sich fixieren. Je stabiler ein soziales System nach außen und je flexibler es nach innen ist, desto integrativer ist sein *Rollenmuster*. Diese Integrationsaufgabe in Permanenz leisten die *sozialen Systeme*, indem sie — etwa mittels Institutionen wie Schulen oder Polizeibehörden — die Erfüllungen von Rollenerwartungen belohnen — zum Beispiel mit Zeugnissen — oder die Nichterfüllung bestrafen — zum Beispiel mit Bußgeldern. Soziale Systeme verfügen also über *Sanktionspotentiale* für willentliche und natürlich auch zufällige Abweichungen von den Standardnormen der sozialen Rollen und Einrichtungen [30].

Nun haben wir aber die Fälle, daß Abweichungen vom geforderten Rollenverhalten nicht auf individuelle Schuld oder gar Absicht zurückzuführen sind, sondern auf nicht-willentliche physische oder psychische oder soziale Leistungsminderungen. Wenn Parsons *Gesundheit* definiert als „Zustand *optimaler Leistungsfähigkeit* eines Individuums für die wirksame Erfüllung der Rollen und Aufgaben, für die es sozialisiert worden ist" [31], dann ist *Krankheit* eben die *Abweichung von diesem Optimum*, graduell vom ‚Indisponiertsein' über die Bagatelle bis zum sozialen Leistungsminimum des Schwerstkranken und endlich zum Nullextrem des Todes. Ein solches *Kontinuum der Krankenrolle*, dem wiederum eine Serie von Helferrollen und Hilfsinstitutionen entspricht, hält — wie wir es von den rechtlich normierten ‚Krankschreibungen' oder Krankenhauseinweisungen kennen — Auffangpositionen für die mehr oder weniger leistungsgeminderten ‚Kranken' bereit. Auf diese Weise werden sie vor den Sanktionen etwa der Arbeits- und Berufswelt, aber auch der Familie und Intimgruppe geschützt und bleiben doch *im sozialen System integriert*.

Wir sehen sehr gut, wie dieses *Rollen-System-Paradigma* Parsons zur Ätiologie von Krankheiten nichts beiträgt, aber dafür den sozialen Mechanismus der Rolle und der Karriere des Kranken aufdeckt. Und in der Tat haben wir mit den beiden Konzepten: dort Krankheiten aus und in den sozialen Interaktionen zu erklären, hier die Rolle des Kranken und seiner Helfer aus den Funktionserfordernissen eines sozialen Systems abzuleiten, — die beiden Aufgaben der medizinischen Soziologie wiedergefunden, nämlich, wie es klassisch Robert Straus 1957 formuliert hatte: die ‚*sociology in medicine*' und die ‚*sociology of medicine*' [32]. Die ‚Soziologie in der Medizin' arbeitet sichtlich mit dem Interaktions-, die ‚Soziologie der Medizin' mit dem Rollen-System-Paradigma.

Für uns ist aber der Schluß noch wichtiger, daß der *Mensch als soziales Wesen* im Fall von Krankheit und Gebrechen nicht aus der Gesellschaft herausfällt. Im Gegenteil, die Gesellschaft ist Bedingung seines ‚Krankwerdens' und zeigt Folgen für sein ‚Kranksein'. Zur Körperlichkeit des Menschen kommt — neben der geistigen Personalität und kulturbestimmten Institutionalität — seine *Sozialität* hinzu. Eine ‚Idee des Menschen' in der Medizin wird diese vier Dimensionen zu *einem Bild und einem Begriff* neuartig verbinden müssen.

4. Die Leiblichkeit des Menschen — Ausblick auf eine neue ‚Idee' in der Medizin

Es gibt kein verbindliches Menschenbild der Medizin, keinen erforschungsfähigen, diagnose- und therapieleitenden Begriff ihres einzigen Gegenstandes und ihres einzelnen Gegenübers — des Menschen. Die Medizin bezeichnet sich zwar als Humanwissenschaft, ist aber in Wirklichkeit, also in ihrer Lehre und Forschung, in ihren Theorien und Praktiken ein Bündel von Natur-, Geistes-, Kultur- und Sozialwissenschaften [33]. Zwar beherrscht die naturwissenschaftliche und technische Medizin die Fakultäten und Kliniken, die Praxen und Krankenstationen. Und doch hat sich um dieses Zentrum der modernen Zivilisation ein äußerer Kreis von Außenseiter- und Alternativmedizinen gebildet, der uns anschaulich vorführt, daß die *Idee des Menschen als organisches Körperwesen in einer physischen Umwelt* zwar trägt, aber nicht das Ganze sein kann [34].

Keiner, der nicht befangen oder gar in seinem Bekehrungseifer versponnen ist [35], wird in den *Alternativmedizinen* der Homöopathie oder der Anthroposophie, der Naturheilkunde oder der Volksmedizin, der Medizinen nichteuropäischer Hochkulturen wie Chinas oder des buddhistischen Asiens schon die Ergänzung zum Ganzen finden wollen [36]. Auch die kulturrevolutionären oder gesellschaftsreformerischen *Gegen-Medizinen* im Zuge politischer und sozialer Emanzipationsbewegungen dort und im Vollzuge sozialstaatlicher Machtpolitik hier sind nicht schon die Antworten auf die Frage nach einer Idee des Menschen in der nachmodernen Medizin [37]. Gewiß ist nur, daß wir auf der einen Seite die Aufklärung, die Aufhellung unserer Vernunft durch die Philosophie und Ideologiekritik des 18. und 19. Jahrhunderts sowie die Fortschritte der Naturwissenschaften und der Technik des 19. und 20. Jahrhunderts nicht verlieren dürfen — und daß wir auf der anderen Seite jedoch die Antwort auf die Frage nach der ‚Idee des Menschen' in der Medizin finden müssen.

Versuchen wir eine solche Idee, also ein integratives Bild und einen differenzierten Begriff des Menschen zu entwerfen und in Diskurs zu nehmen. Mein Vorschlag ist, den *Menschen in seiner Leiblichkeit* in den Blick zu bringen und zu prüfen, ob der Mensch als Leibwesen uns die Einheit eines Menschenbildes gibt und die Vielfältigkeit der geschilderten Dimensionen seiner *Körperlichkeit,* seiner *Personalität,* seiner *Institutionalität* und seiner *Sozialität* zeigt. Diese Einheit in der Vielfalt der Paradigmen und diese Vielfalt in der Einheit eines Kernbildes des Menschen ist gewiß nur möglich mit philosophischer Anstrengung und fachwissenschaftlicher Bemühung [38]. Ohne die Begriffe und Befunde der Geistes- und Geschichtswissenschaften; der Kulturwissenschaften und besonders der Kulturanthropologie; der Sozialwissenschaften, vorneweg der Medizinischen Soziologie bleiben die Erfahrungen und Anwendungen der naturwissenschaftlichen Medizin blind. Umgekehrt, ohne die Erforschung des Menschen als Körper unter Körpern, als Naturwesen unter Naturgesetzen also, laufen die Nicht-Naturwissenschaften ins Leere.

Der Mensch als der eine ‚Leib' in seiner vielfältigen Leiblichkeit ist — und insofern müssen wir nicht neu anfangen — seit je das klassische Thema der philosophischen, kulturforschenden und soziologischen *Anthropologie,* wie sie vorzüglich in den deutsch- und englischsprachigen Ländern seit den 20er Jahren entfaltet worden ist [39]. Bei allen unterschiedlichen wissenschaftsphilosophischen und wissenschaftstheoretischen Positionen verbindet diese Anthropologie eines: die vitale Körperlichkeit des Menschen, seine naturwissenschaftlich erforschte Physiologie und Pathologie gilt als somatische Basis für sein geistiges, sein kulturelles und sein gesellschaftliches Wesen. Diese kritische Naturbestimmtheit unterscheidet die moderne Anthropologie von den romantischen oder idealistischen und später von den personalistischen oder kulturphilosophischen Vorläufern [40].

Schon früh — zu Beginn der anthropologischen Wende der Philosophie und Soziologie — zeigt *Max Scheler* vorbildlich in seiner Anthropologie, wie erst durch die seelischen Aktivitäten — der Empfindung, der Phantasie, des Gedächtnisses, des Selbstgefühls — der Körper zum weltoffenen und handlungsfähigen Leib wird [41]. ,,Die Philosophen, Mediziner, Naturforscher, die sich heute mit dem *Problem von Leib und Seele* beschäftigen, konvergieren immer mehr zur Einheit einer Grundanschauung: *Ein und dasselbe Leben* ist es, das in seinem Innesein *psychische,* in seinem Sein für andere *leibliche* Formgestaltung besitzt." Und nach scharfen Argumenten gegen den Cartesischen Körper-Seele-Dualismus und den ‚Übermechanizismus' und Naturalismus der zeitgenössischen Physiologie: ,,Was wir also ‚physiologisch' und ‚psychologisch' nennen, sind nur zwei Seiten der Betrachtung *eines und desselben Lebensvorganges.* Es gibt eine ‚Biologie von innen' und eine ‚Biologie von außen'...". Max Scheler hat die *Leiblichkeit des Menschen* unter den Zerreißungen und Zurichtungen des naturwissenschaftlichen Zeitalters wiederentdeckt. Der ‚Leib' des Menschen ist von innen ‚Seele' und von außen ‚Körper', er wird unter der Prägung des Geistes ‚Person' und trägt, besser: treibt diese voran als in der Welt tätiges, kulturschaffendes Wesen. Das genau ist „die Stellung des Menschen im Kosmos" [42].

Die Nachfolger Max Schelers und seiner neuen Anthropologie, *Arnold Gehlen* und *Helmuth Pleßner,* haben die Idee der Leibzentrierung und der Leibsynthese des Menschen aufgenommen und weiter erforscht. Gehlen, der Philosoph und Soziologe aus der Leipziger Schule, war ein ganzes wissenschaftliches Leben beschäftigt, uns die ‚*Leibhaftigkeit der Institutionen*' vorzuführen. Diese kultivierende Einrichtung schlechthin nimmt den menschlichen Körper in ihren Dienst, verbraucht seine Triebenergien, prägt ihm ihre Werte und Normen auf, zwingt ihn in einen sozialen Verband und schafft das Naturwesen ‚Mensch' um in ein Kulturwesen, das für uns erst menschliche Züge trägt. Mit empirischen Befunden an primitiven wie an Hochkulturen belegt er uns, wie aus dem ‚*biologischen Mängelwesen*' die ‚*Führungssysteme*' *jeder höheren Kultur* hervorwachsen. Ritualisierte Körperbewegungen in Tanz und Kult; disziplinierte Körper-Verbände in militärischen Marschkolonnen oder im Arbeitstakt der Industriebetriebe; schließlich die asketische Selbstführung durch das Nachfolge-Opfer einer Religion oder die Pflichtethik einer Philosophie demonstrieren uns gleichsam somatisch, wie der Mensch als verleiblichte Kultur die Wertmuster und Führungsnormen der Institutionen physisch verarbeitet und verinnerlicht hat. Die Kultur ist für Gehlen eine fortwährende Bewegung menschlicher Leiber unter dem Überlebens- und Steigerungszwang der Institutionen [43].

Helmuth Pleßner, der andere Fortsetzer Max Schelers, versteht den menschlichen Körper mit seinen Ausdruckssymbolismen — von der mimischen und gestischen Körpersprache über die expressive Kunst-, Musik- und Bildersprache bis zur vergeistigten Laut- und Schriftsprache — als Vergegenwärtigungs- und Vervielfältigungsmittel eines ‚objektiven Geistes', gleichsam als *anschauliche Verleiblichung der sonst unsichtbaren Kultur.* ,,Der Mensch ist der Ort, an dem Natur und Geist sich begegnen"; hier verschränken sich Körper und Leib, die welt-objektivierenden Sinnesleistungen des ersten und die selbst-subjektivierende Existenzstiftung des zweiten. Die ‚Verleiblichung des naturhaften Körpers' wie die ‚Verkörperung des existenziellen Leibes' gibt dem Menschen erst — im Unterschied zum Tier — das ‚Innen' seiner Seele und das ‚Außen' seiner sozialen Umwelt. Freilich nicht in bruchloser romantischer Einheit, sondern in gebrochener Verschränktheit. ,,Die wahre Crux der Leiblichkeit ist ihre Verschränkung in den Körper, eine Verquerheit, die den Tieren erspart bleibt, weil sie sich nicht subjektivieren und somit auch nicht objektivieren können." Das ist die Kernthese Pleßners von der ‚*exzentrischen Position des Menschen in der Welt'*, die uns begründet, warum der ,,Körperleib" des Menschen die Präsenz der Kultur ist und die Kommunikation des Geistes leistet — inmitten der Natur und ihren harten Gesetzlichkeiten [44].

Heinrich Schipperges hat erst jüngst in einem Beitrag zu einer neuen Enzyklopädie mit dem wahrhaft universalen Titel ‚Der Mensch' von den vor allem in Medizin und Naturwissenschaft ,,vergessenen Leib-Philosophien" gesprochen [45]. Und in der Tat lohnte es sich, die *anthropologische Wende* in Philosophie und Soziologie durch Max Scheler, Arnold Gehlen und Helmuth Pleßner in der Wissenschaft vom Menschen schlechthin, nämlich in der Medizin, nachzuvollziehen. Zumal uns in diesen Anthropologien, so vielfältig sie uns empirisch belegt und theoretisch begründet erscheinen, der gesunde und kranke Mensch nicht nur in seiner Natürlichkeit, sondern auch in seiner Geistigkeit, in seiner Kultiviertheit und in seiner Gesellschaftlichkeit entgegenkommt. Das ist die *‚Idee des Menschen'* als klares Bild und als unterschiedener Begriff, die wir gesucht haben und die offensichtlich die Medizin nötig hat.

Der Heidelberger Medizinhistoriker zeigt jedoch noch auf die große Philosophengestalt des 19. Jahrhunderts zurück, die mit den Exzessen noch frischer Polemik gegen die ‚Physiologie und

Pathologie des Nihilismus', wie er sich in positivistischer Medizin und moralfreier Naturwissenschaft ausdrückt, losgeht und ,am Leitfaden des Leibes' eine neue ,Gesundheitslehre des Lebens' entwirft [46]. Es ist *Friedrich Nietzsche*. Auf seine ,Zurückübersetzung des Menschen in die Natur' und seine hohen, ,übermenschlichen' Entwürfe einer ,Kultur des Leibes' gehen in der Tat die modernen Anthropologien zurück [47]. Lassen wir zum Schluß den Philosophen von Sils Maria und Nizza selbst zu Wort kommen: Es ist die Rede Zarathustras ,Von den Verächtern des Leibes' [48]:

> *,,Der Leib ist eine große Vernunft, eine Vielheit mit einem Sinne, ein Krieg und ein Frieden, eine Herde und ein Hirt.*
>
> *Werkzeug deines Leibes ist auch deine kleine Vernunft, mein Bruder, die du ,Geist' nennst, ein kleines Werk- und Spielzeug deiner großen Vernunft...*
>
> *Werk- und Spielzeuge sind Sinn und Geist: hinter ihnen liegt noch das Selbst. Das Selbst sucht auch mit den Augen der Sinne, es horcht auch mit den Ohren des Geistes. Immer horcht das Selbst und sucht: es vergleicht, bezwingt, erobert, zerstört. Es herrscht und ist auch des Ich's Beherrscher.*
>
> *Hinter deinen Gedanken und Gefühlen, mein Bruder, steht ein mächtiger Gebieter, ein unbekannter Weiser — der heißt Selbst. In deinem Leibe wohnt er, dein Leib ist er. Es ist mehr Vernunft in deinem Leibe als in deiner besten Weisheit."*

Anmerkungen

1 Philosophiehistorische Einzelheiten zur Erkenntnis-, Begriffs- und Sprachtheorie findet man im Artikel ,Idee', auch ,Idealtypus', des: Historischen Wörterbuches der Philosophie, hg. von *Joachim Ritter* und *Karlfried Gründer,* Band 4. Basel/Stuttgart 1976, Sp. 47-134.
Das Thema der Anschaulichkeit von sozialwissenschaftlichen Begriffen in der Wirkungslinie von Neukantianismus und Max Weber ist genauer entfaltet von *Thomas Burger:* Max Weber's Theory of Concept Formation. Durham/North Carolina 1976.

2 Vgl. die gründlichen wissenschaftsgeschichtlichen Studien von *E. J. Dijksterhuis:* Die Mechanisierung des Weltbildes. Berlin, Göttingen, Heidelberg 1956; und die um Galilei und Newton, Descartes und Leibniz zentrierten ‚Studien zur Entstehung der neuzeitlichen Wissenschaft und Philosophie' von *Jürgen Mittelstraß* mit dem Haupttitel: Neuzeit und Aufklärung. Berlin 1970.

3 Vgl. zusammenfassend *Wilhelm Dilthey:* Die Typen der Weltanschauung und ihre Ausbildung in den metaphysischen Systemen (1911), abgedr. in: Gesammelte Schriften. Band VIII. Stuttgart u. Göttingen 3. Aufl. 1962, S. 73-118. Dann fortführend Erich Rothacker: Logik und Systematik der Geisteswissenschaften. Zuerst München u. Berlin 1926, 3. Aufl. Bonn 1948. Neuerdings *Manfred Riedel:* Verstehen oder Erklären? Zur Theorie und Geschichte der hermeneutischen Wissenschaften. Stuttgart 1978.
Vom Standpunkt einer strikten Wissenschaftstheorie über ,,Die sogenannte Methode des Verstehens" *Wolfgang Stegmüller:* Probleme und Resultate der Wissenschaftstheorie und Analytischen Philosophie, Band I: Erklärung, Begründung, Kausalität. 2. Aufl. Berlin, Heidelberg, New York 1983, bes. S. 414 ff, 482 ff, 745 ff, 1027 ff.

4 Als Beispiel die aus dem Marburger Neukantianismus entwickelte Wissenschaftstheorie der Kulturwissenschaften, die gleichwohl noch ihren neuhumanistischen Ursprung bei Johann Gottfried Herder zeigt, *Ernst Cassirer:* Zur Logik der Kulturwissenschaften. Göteborg 1942, jetzt 4. Aufl. Darmstadt 1980.

5 Herausragend ist die Bedeutung des an Emile Durkheim und Max Weber geschulten *Talcott Parsons,* dessen Beiträge zur soziologischen Handlungs- und Systemtheorie gut zu studieren sind — im Kontext der nordamerikanischen Soziologie — in *Heinz Hartmann* (Hg.): Moderne amerikanische Soziologie. Stuttgart 1967, 2. Aufl. 1973. Zusammenfassend auch seine Wirkungsgeschichte in Deutschland, jetzt *Wolfgang Schluchter* (Hg.): Verhalten, Handeln und System. Talcott Parsons' Beitrag zur Entwicklung der Sozialwissenschaften. Frankfurt 1980.
Für die deutsche Rezeption ist maßgeblich *Niklas Luhmann,* jetzt zusammenfassend: Soziale Systeme. Frankfurt am Main 1984

6 Mit *historischem* Blick behandeln das Thema *Fritz Hartmann:* Ärztliche Anthropologie. Das Problem des Menschen in der Medizin der Neuzeit. Bremen 1973; sodann spezieller *Jörn Henning Wolf:* Der Begriff ‚Organ' in der Medizin. München 1971, oder jüngst *Heinrich Schipperges:* Historische Konzepte einer Theoretischen Pathologie. Berlin, Heidelberg, New York, Tokyo 1983. — Zur Evolutionstheorie *Ernst Mayr:* The Growth of Biological Thought. Cambridge/London u. Harvard University Press 1982. Dazu einen deutschen Überblick *Hubert Markl:* Dasein in Grenzen: Die Herausforderung der Ressourcen-Knappheit für die Evolution des Lebens (Konstanzer Universitätsreden 149). Konstanz 1984.
Unter *systematischem* Aspekt vgl. die Beiträge *Paul Diepgen* u. a.; *Erich Müller; Franz Büchner* in: Prolegomena einer Allgemeinen Pathologie

(Handbuch der Allgemeinen Pathologie. Erster Band). Berlin, Heidelberg, New York 1969.

7   Solche neuen, im Fortschritt der naturwissenschaftlichen Medizin aufgebrochenen Fraglichkeiten wurden behandelt auf einem ‚Roche Anniversary Symposium' 1971 in Basel: The Challenge of Life. Biochemical Progress and Human Values, ed. by *Robert M. Kunz* and *Hans Fehr.* Basel und Stuttgart 1972.

8   Vgl. *Ludwig Binswanger:* Ausgewählte Vorträge und Aufsätze. Band II: Zur Problematik der psychiatrischen Forschung und zum Problem der Psychiatrie. Bern 1955. Aus dessen Schule neuerdings *Medard Boss:* Von der Spannweite der Seele. Ausgewählte Vorträge und Aufsätze aus den Anwendungsbereichen des daseinsanalytischen Menschenverständnisses. Bern 1982.
Stärker fundiert in der Biologie, vor allem Genetik, jedoch deutlich im Bann Sigmund Freuds und Carl Gustav Jungs ist die tiefenpsychologische ‚Genealogie des persönlichen, familiären und kollektiven Unbewußten' von *Leopold Szondi:* Schicksalsanalyse I. Basel 2. Aufl. 1948, weitere Bände II bis IV 1947-1956.

9   Aus der Fülle der Äußerungen *Rudolf Steiners* zur Medizin: Geisteswissenschaften und Medizin (Rudolf Steiner Gesamtausgabe Bd. 312). Dornach 1920 und 1976; Meditative Betrachtungen und Anleitungen zur Vertiefung der Heilkunst (GA 316); ebd. 1924 und 1980; Physiologisch-Therapeutisches auf Grundlage der Geisteswissenschaft (GA 314). Dornach und Basel 1920 — 24 und 1975. Zur ‚kosmischen Soziologie' *R. Steiners* in kurzer Fassung: Der Zusammenhang der menschlichen Wesensglieder mit den Naturreichen einerseits, dem sozialen Organismus andrerseits. In: Blätter für Anthroposophie 7 (1955, Nr. 6), S. 201-210.

10 Als Beispiel das epochemachende Werk des amerikanischen Kulturanthropologen *Ralph Linton:* The Study of Man (1936), jetzt deutsch u. d. T.: Mensch, Kultur, Gesellschaft. Übersetzt und mit Blick auf die Medizin eingeführt von *Paul Lüth.* Stuttgart 1979.

11 Dazu *Eduard Spranger:* Kulturpathologie? (1947), mit anderen Reden und Studien zu Kulturmorphologie und Kulturverfall abgedruckt in: Kulturphilosophie und Kulturkritik (Gesammelte Schriften, Bd. 5). Tübingen/Heidelberg 1969, S. 173-193.

11a Vgl. *Paul A. Unschuld:* Die konzeptuelle Überformung der individuellen und kollektiven Erfahrung vom Kranksein. In: Krankheit, Heilkunst, Heilung. Hg. von *Heinrich Schipperges, Eduard Seidler u. Paul A. Unschuld.* Freiburg/München 1978, S. 491-516, mit anderen Studien dieses Bandes.

12 Eine vorzügliche Einführung geben *Wolfgang M. Pfeiffer und Wolfgang Schoene* (Hg.): Psychopathologie im Kulturvergleich. Stuttgart 1980. Dazu auch der von *W. Schoene* besorgte Themenblock ,,Ethnomedizin" in: Medizin, Mensch, Gesellschaft 6 (1981), S. 3-27. Für die nordamerikanische Forschung *Arthur Kleinman:* Patients and Healers in the Context of Culture. Berkeley, Los Angeles, London 1980.

13 Einen Überblick mit Literaturverweisen auf Sigmund Freud und seine Schulen findet man bei *Paul Christian:* Medizinische und philosophische Anthropologie, im in Anm. 6 zitierten: Handbuch der Allgemeinen Pathologie, 1969, S. 232-278, bes. S. 246 ff. Dazu *Hans Kunz:* Die Erweiterung des Menschenbildes in der Psychoanalyse Sigmund Freuds. In: Neue Anthropologie. Hg. von *Hans-Georg Gadamer u. Paul Vogler.* Band 6. Stuttgart 1975, S. 44-113 (mit Literatur). Und natürlich ist die Psychoanalyse in soziokultureller Auswertung in Deutschland nicht zu denken ohne *Alexander Mitscherlich;* vgl. das ihm gewidmete Gedächtnisheft der: Psyche 37 (1983) Nr. 4, vor allem die Beiträge von *Wolfgang Loch, Jürgen Habermas* und *Paul Parisch.*

14 Eindrucksvoll zuletzt *Dieter Wyss:* Der Kranke als Partner. Lehrbuch der anthropologisch-integrativen Psychotherapie. 2 Bände. Göttingen 1982; und — kulturkritisch ausgeweitet — *Claus Ruda:* Der gefesselte Mensch. Neurose und Gesellschaft. München 1984.

15 Vgl. *Michel Foucault:* Naissance de la Clinique. Paris 1963. In Übersetzung: Die Geburt der Klinik. Eine Archäologie des ärztlichen Blicks. München 1973. — *Jacques Lacan:* Ecrits. Paris 1966, dt. Schriften I. Olten/Freiburg 1973. Dazu *Günter Schiwy:* Neue Aspekte des Strukturalismus. München 1971; zu letztem *Louis Althusser:* Freud und Lacan. Berlin 1976.

16 Die Frage, welchen Wirklichkeitscharakter ‚Gesellschaft' habe, gehört — seit Emile Durkheim, Georg Simmel, Max Weber — zu den nötigen Begründungsleistungen jeder Soziologie. Unter diesem Aspekt ist das Lehrbuch geschrieben von *Peter Berger und Thomas Luckmann:* Die gesellschaftliche Konstruktion der Wirklichkeit. Frankfurt 1980. Jüngst hat die Debatte neu entfacht der Graeco-Franzose *Cornelius Castoriadis:* Gesellschaft als imaginäre Institution. Frankfurt 1984.

17 Von mehr sozialwissenschaftlicher Seite nehmen dieses brisante Grenzproblem die deutschen und amerikanischen Autoren auf in *Alexander Mitscherlich* u. a. (Hg.): Der Kranke in der modernen Gesellschaft. Köln u. Berlin 1967, jetzt wieder Frankfurt 1984. Aus sozialmedizinischer Sicht *Paul Lüth:* Medizin. Medizin als Natur- und als Sozialwissenschaft. Darmstadt 1974.

18 Vgl. das: Handbuch der Sozialmedizin, hg. von *Maria Blohmke* u. a. 3 Bde. Stuttgart 1975 — 78, bes. die Begriffs- und Aufgabenbestimmungen der Sozialmedizin in Band 1 durch die Herausgeber sowie der Artikel von *Hans Schaefer:* Der Krankheitsbegriff. Band 3, S. 15-31. Übersichtlicher ist das: Lehrbuch der Sozialmedizin, hg. von *Herbert Viefhues.* Stuttgart u. a. 1981.

19 Genannt seien die gängigen Lehrbücher des neuen Faches in den medizinischen Fakultäten *Johannes Siegrist:* Lehrbuch der Medizinischen Soziologie. München 3. Aufl. 1977; *Christian von Ferber:* Soziologie für Mediziner. Berlin, Heidelberg, New York 1975; *Brigitte Geissler/Peter Thoma* (Hg.): Medizinsoziologie. Frankfurt/New York 2. Aufl. 1979.

Dazu auch *Paul Lüth:* Wörterbuch zur Medizinischen Soziologie. Stuttgart 1980.
20 Einen neueren Abriß gibt *Ingolf Metze:* Gesundheitspolitik. Stuttgart u. a. 1982. Dazu *Philipp Herder-Dorneich:* Gesundheitsökonomik. Stuttgart 1980; und in einem allgemeineren Rahmen *Heinz Lampert:* Sozialpolitik. Berlin, Heidelberg, New York 1980.
21 Vgl. *Horst Baier:* Medizin im Sozialstaat. Stuttgart 1978, bes. S. 1 ff. u. 20 ff.
22 Speziell dazu *Günter Hartfiel:* Wirtschaftliche und soziale Rationalität. Untersuchungen zum Menschenbild in Ökonomie und Soziologie. Stuttgart 1968.
23 Vgl. *Franz Xaver Kaufmann* (Hg.): Bevölkerungsbewegung zwischen Quantität und Qualität. Stuttgart 1975.
24 Vgl. den: Gegenstandskatalog für die Fächer der Ärztlichen Vorprüfung. Hg. vom *Institut für medizinische Prüfungsfragen,* Mainz 1973 u. ff., dort S. 375 — 389. Zur neuesten Debatte um dieses Fach *Peter Novak:* Approbationsordnung und Reform ärztlicher Ausbildung. In: Medizinische Soziologie. Jahrbuch 3. 1983, S. 28-53; sowie *Wolfgang Jacob:* Medizinsoziologie nach dem Heidelberg-Modell. In: Deutsches Ärzteblatt 81 (1984), Heft 7 vom 17.2.1984, S. 419-422.
25 Genau zitiert *Paul Christian und Renate Haas:* Wesen und Formen der Bipersonalität. Grundlagen für eine medizinische Soziologie (Beiträge aus der allgemeinen Medizin. Hg. von Victor von Weizsäcker. 7. Heft). Stuttgart 1949. Dort und im Anm. 6 zitierten Beitrag von *P. Christian:* Medizinische und philosophische Anthropologie finden sich Literaturverweise auf *Victor von Weizsäcker.*
26 Vor allem *Paul Christian* a. a. O. S. 16 ff, 48 ff u. 55 ff.
27 Aus neuerer Literatur *Heinz-Jürgen Dahme:* Soziologie als exakte Wissenschaft. Georg Simmels Ansatz und seine Bedeutung in der gegenwärtigen Soziologie. 2 Bde. Stuttgart 1981. Jüngst mit Wirkungsgeschichte im englischen Sprachraum *David Frisby:* Georg Simmel (Reihe: Key Sociologists). Chichester, London, New York 1984. Dann *Richard Münch:* Theorie des Handelns. Zur Rekonstruktion der Beiträge von Talcott Parsons, Emile Durkheim und Max Weber. Frankfurt 1982. Schließlich *Gerhard Hauck:* Geschichte der soziologischen Theorie. Eine ideologiekritische Einführung. Reinbek bei Hamburg 1984.
28 Über ‚soziale Physiologie' und ‚soziale Pathologie' *Paul Christian* a. a. O. S. 32 ff; über ‚Destruktionsformen der Partnerschaft', S. 20 ff. Das Konzept der ‚Sozialphysiologie' wird von *Hans Schaefer* wieder aufgegriffen, so in seinem Beitrag zum in Anm. 18 zit. Handbuch der Sozialmedizin, Band 1, S. 92-176, mit dem Titel: ,,Modelle sozialer Einwirkungen auf den Menschen (Sozialphysiologie)".
29 Die bedeutendsten Arbeiten *Talcott Parsons'* zur Medizinsoziologie sind das X. Kapitel von: The Social System. Glencoe 1951, mit dem Titel ,,Social Structure and Dynamic Process. The Case of Modern Medical Prac-

tice", S. 428-479; eine deutsche Übersetzung findet sich u. d. T. „Struktur und Funktion der modernen Medizin" in: Probleme der Medizin-Soziologie. Hg. von *René König und Margret Tönnesmann*. Köln u. Opladen 1958, S. 10-57. — Dann ist auf die medizinsoziologischen und psychiatrie-soziologischen Studien zu verweisen in seinem: Social Structure and Personality. Glencoe/New York 1964, deutsch u. d. T.: Sozialstruktur und Persönlichkeit. Frankfurt 1968.
Umfassend über Interaktion, Rolle, Systemintegration der Sammelband von *Parsons:* Zur Theorie sozialer Systeme. Hg. von *Stefan Jensen*. Opladen 1976, mit gründlicher Einführung des Herausgebers.

30 Eine vorzügliche Analyse gibt *Alois Günter Brandenburg:* Systemzwang und Autonomie. Gesellschaft und Persönlichkeit in der soziologischen Theorie von Talcott Parsons. Düsseldorf 1971. Zu unserem Thema auch *Einhard Schrader:* Handlung und Wertsystem. In: Soziale Welt 17 (1966), S. 111-135.

31 Zitat aus „Definition of Health and Illness in the Light of American Values and Social Structure", aus dem in Anm. 29 zit. Werk *T. Parsons':* Social Structure and Personality. Dt. Übersetzung in: Sozialstruktur und Persönlichkeit, Frankfurt 1968, und in Anm. 17 zit. *A. Mitscherlich u. a.* (Hg.): Der Kranke in der modernen Gesellschaft, S. 57-87, Zitat dort S. 71.

32 Robert Straus: The Nature and Status of Medical Sociology. In: American Sociological Review 22 (1957), S. 200-204.

33 Das Thema ist längst gestellt, nur über seine Lösung ist man sich uneinig. Vgl. *Karl E. Rotschuh:* Prinzipien der Medizin. München-Berlin 1965; oder *Fritz Hartmann:* Medizin zwischen den Wissenschaften. In: Medizinische Klinik 57 (1962), S. 1268-1271; oder *Hans Schaefer:* Die Medizin als Prototyp einer interdisziplinären Wissenschaft. In: Internationales Jahrbuch für interdisziplinäre Forschung. Hg. von *Richard Schwarz.* Band II. Berlin u. New York 1975, S. 199-223.

34 Vgl. die Debatte in den letzten Jahren u. d. T. „Braucht die Medizin ein neues Bild vom Menschen?", angestoßen von *Horst-Eberhard Richter,* in: Frankfurter Allgemeine Zeitung Nr. 145, vom 27.6.1981; darauf *Konrad Federlin* u. a. Gießener Kliniker in: Deutsches Ärzteblatt 79 (1982), Heft 41, S. 57-65; dazu Leserbrief von *Harald Fiedler,* ebd. 80 (1983), Heft 10, S. 10 u. 12.

35 Dazu — etwa für Psychoanalyse und Anthroposophie — aufschlußreich *Carl Christian Bry:* Verkappte Religionen. Kritik des kollektiven Wahns. Hg. von *Martin Gregor-Dellin*. München 1979, ursprünglich Gotha und Stuttgart 1924.

36 Die Literatur ist bereits uferlos. Dazu nur — aus dem Umkreis der evangelischen Kirche — mit weiterer Literatur *Frank Winter:* Alternative Medizin in Deutschland. Stuttgart 1979; und zusammenfassend *Wolfgang Schoene:* Alternative Medizinen und die Mediziner: Zum Kontrast ihrer sozialen Funktionsweisen. In: Medizin, Mensch, Gesellschaft 5 (1980),

S. 226-233. Neuerdings *Karl E. Rothschuh:* Naturheilbewegung — Reformbewegung — Alternativbewegung. Stuttgart 1983. Über asiatische Medizinen sehr gründlich *Arthur Kleinman* et al. (Ed.): Culture and Healing in Asian Societies, Cambridge 1978; auch *Paul A. Unschuld:* Medizin in China. München 1980.

37 Am spektakulärsten waren wohl die Berliner und Hamburger ‚Gesundheitstage' 1980 und 1981. Vgl. *Christoph Burkhart* u. a. (Hg.): Dokumentation zum Gesundheitstag Berlin 1980. 7 Bände. Berlin 1981; und die Berichterstattung über den ‚Gesundheitstag ‚81' in: *Ärztliche Praxis* XXXIII. Jg., Nr. 87, vom 31.10.1981, S. 3198 u. 3201, und Nr. 95, vom 28.11.1984, S. 3614.

38 Eindrücklich hat es — anhand von brisanten medizinethischen Themen — kürzlich gezeigt *Hans Schaefer:* Medizinische Ethik. Heidelberg 1983.

39 Einen hervorragenden Überblick geben die 7 Bände von *Hans-Georg Gadamer u. Paul Vogler* (Hg.): Neue Anthropologie. Stuttgart 1972-1975. In der philosophischen Tradition steht das umfängliche, weit in die anthropologischen, medizinischen und kulturwissenschaftlichen Disziplinen ausgreifende Werk von *Hermann Schmitz:* Der Leib (System der Philosophie. Zweiter Band, Erster und Zweiter Teil). Bonn 1965 u. 1966, — über ‚‚Medizinische Folgerungen" Bd. II, Teil I, S. 255-281. Schließlich kultur- und sozialhistorisch *Arthur E. Imhof* (Hg.): Der Mensch und sein Körper. Von der Antike bis heute. München 1983.

40 Diese These vertritt entschieden *Karl E. Rothschuh:* ,,Einige Grundfragen einer wissenschaftlichen medizinischen Anthropologie" in: Hippokrates 32 (1961), S. 141-150; und — genauer ausgearbeitet — das Kapitel ,,Das Bild des Menschen in einer wissenschaftlichen medizinischen Anthropologie" aus: Prinzipien der Medizin. München-Berlin 1965, S. 93-126.

41 Aus dem verstreuten Corpus der Anthropologie *Max Schelers:* Zur Idee des Menschen. Zuerst 1915 publiziert, jetzt in: Vom Umsturz der Werte (Gesammelte Werke 3): Bern 5. Aufl. 1972, S. 171-195; dann: ,,Mensch und Geschichte" (zuerst 1926), in: Späte Schriften (Ges. Werke 9). Bern u. München 1976, S. 120-144; und vor allem: Die Stellung des Menschen im Kosmos (1927), in: Späte Schriften, S. 7-71. Aus der umfangreichen Sekundärliteratur *Bernhard Lorscheid:* Das Leibphänomen. Schelers Wesensontologie des Leiblichen. Bonn 1962.

42 So Thema und Titel der für die Anthropologie *Schelers* wichtigsten Schrift, schon zitiert in Anm. 41. Zitate dort S. 57 u. 58. Dazu auch *Hermann Schmitz* a. a. O. (vgl. Anm. 39), Bd. II., Teil I., S. 596 ff.

43 Ich verweise nur auf die beiden Hauptwerke von *Arnold Gehlen:* Der Mensch. Seine Natur und seine Stellung in der Welt. Zuerst Berlin 1940, nach dem Krieg veränderte Neuauflage, etwa Frankfurt am Main u. Bonn 7. Aufl. 1962; sowie: Urmensch und Spätkultur. Bonn 1956 u. ö. — Aus

der Sekundärliteratur nur *Friedrich Jonas:* Die Institutionenlehre Arnold Gehlens. Tübingen 1966.

44 *Helmuth Pleßners* frühes anthropologisches Hauptwerk, das im Titel — geradeso wie bei Gehlen — den Einfluß Schelers erkennen läßt, ist: Die Einheit der Sinne. Grundlinien einer Ästhesiologie des Geistes. Bonn 1923. Dann: Die Stufen des Organischen und der Mensch. Einleitung in die philosophische Anthropologie. Berlin und Leipzig 1928. Schließlich eine Sammlung von Arbeiten, die ‚das Verhältnis des Menschen zu seinem Körper', S. 31 ff (bes. über die ‚exzentrische Position des Menschen', S. 41 ff und die leibliche ‚Verkörperungsfunktion der Sinne', S. 187 ff) behandeln u. d. T.: Philosophische Anthropologie. Frankfurt am Main 1970. Dort ein vorzügliches Nachwort des Hg. *Günter Dux,* S. 253-316. Die Zitate Pleßners finden sich im zuletzt genannten Buch S. 232, 229 u. 44.

45 *Heinrich Schipperges:* Eine Philosophie des Leibes. In: Kindlers Enzyklopädie ‚Der Mensch'. Band VII, S. 251-266. München 1984, vgl. S. 257.

46 Die Belege für *Nietzsche* im zit. Enzyklopädie-Beitrag von *Heinrich Schipperges,* S. 262-264, und natürlich in seiner bahnbrechenden Interpretation: Am Leitfaden des Leibes. Zur Anthropologik und Therapeutik Friedrich Nietzsches. Stuttgart 1975, etwa ,,Zur Krankengeschichte des Nihilismus", S. 117 ff.

47 ,,Diese neue Form der Anthropologie hat die *Übermenschenidee* Nietzsches wieder aufgenommen und sie neuartig rational unterbaut", so *Max Scheler* in: Mensch und Geschichte, zit. Anm. 41, S. 141; dazu *ders.:* Die Stellung des Menschen im Kosmos, S. 34 f.
Vgl. über Nietzsche und die Anthropologie *Arnold Gehlen:* Der Mensch, zit. Anm. 43, S. 10, 70 ff, 322 ff, 366 f; und *Helmuth Pleßner:* Philosophische Anthropologie, zit. Anm. 44, S. 20.

48 *Friedrich Nietzsche:* Also sprach Zarathustra. In: Werke. Kritische Gesamtausgabe. Hg. von *Giorgio Collit* u. *Mazzino Montinari.* VI. Abt., I. Band. Berlin 1968, S. 35 f.

Geistige Grundlagen der Ethik in der Medizin

D. RÖSSLER

Die medizinische Ethik ist zum Thema einer kontroversen öffentlichen Diskussion geworden. Daraus läßt sich schließen, daß diese Ethik und ihre geistigen Grundlagen jene selbstverständliche und stillschweigende Gültigkeit verloren haben, die ihnen früher offenbar zueigen gewesen sind. Zweifellos steht diese Krise der medizinischen Ethik im Zusammenhang mit dem Legitimationsverlust, der gegenwärtig Wissenschaft und Technik überhaupt betroffen zu haben scheint. Leistungen und Fortschritte auf diesen Gebieten gelten nicht mehr selbstverständlich als zivilisatorischer Gewinn. Es muß vielmehr im ganzen wie im einzelnen Fall ihr guter Sinn jeweils erst überzeugend begründet und einsichtig gemacht werden. So ist die Legitimation des medizinischen wie des wissenschaftlichen Handelns überhaupt zur vordringlichen Aufgabe ethischer Argumentation geworden.

Über alle Schwierigkeiten, die einer solchen Aufgabe entgegenstehen hinaus, sind medizinische und Wissenschaftsethik mit einer Problemkonstellation konfrontiert, deren Gründe in dieser Ethik selbst und in ihren geistigen Grundlagen zu suchen sind. Dem Begründungszusammenhang solcher Ethik, der hierzulande in Geltung stand, ist neuerdings ein anderer gegenübergestellt worden. Man hat sich jetzt angesichts von zwei ethischen Argumentationszusammenhängen zu orientieren, deren jeder aufgeboten wird, um das wissenschaftliche wie das ärztliche Handeln zu leiten und die Legitimität solchen Handelns überzeugend einsichtig zu machen. Diese beiden Programme ethischer Argumentation lassen sich in· einiger Vereinfachung am besten an den Leitbegriffen unterscheiden, die ihnen, programmatisch oder der Sache nach, zugrunde liegen: Verantwortungsethik und Vertragsethik. Vertragsethik ist der Grundbegriff für die einschlägige ethische Argumentation in den Vereinigten Staaten von Nordamerika. Die Verantwortungsethik wird vor allem in deutscher Sprache ausgearbeitet. Die eine wie die andere ethische Argumentation verrät deutlich ihre Herkunft aus dem jeweils eigenen Kultur- und Geschichtszusammenhang. Die Differenzen zwischen ihnen sind deshalb weder zufällig noch unüberwindbar. Aber sie sind signifikant und folgenreich.

I

Die Verantwortungsethik ist die ethische Theorie des verantwortlich handelnden Subjekts. Der Einzelne, der handelt, bildet ihren Mittelpunkt. Ihre Grundfrage ist, wie dieses Handeln beschaffen sein muß, damit es am Ende tatsächlich verantwortet werden kann. Ein Zugunglück, zum Beispiel, ist, von einem förmlichen Attentat einmal abgesehen, niemals das Ergebnis planvollen und absichtlichen Handelns. Weder der Lokomotivführer noch der Zugführer noch der Fahrdienstleiter haben es gewollt oder gar bewußt herbeigeführt; gleichwohl sind sie verantwortlich, weil und sofern sie im ganzen der Verweisungszusammenhänge einen bestimmten Funktionsort haben, der ihnen die Verpflichtung auferlegt, gerade das zu verhindern, was dann doch geschehen ist. Verantwortliches Handeln, das zeigt sich an diesem Beispiel, setzt zwar die korrekte Berücksichtigung und die genaue Beachtung aller einschlägigen Vorschriften, die das eigene Handeln als Betrieb leiten, voraus, geht aber darin nicht auf. Verantwortung ist vielmehr die Zuständigkeit auch für denjenigen Fall, der sich durch das bloße Einhalten der eigenen Regeln nicht verhindern läßt. Das Grundprinzip der Verantwortungsethik besteht darin, die Verantwortung an die Folgen des Handelns zu binden, und zwar keineswegs allein an die beabsichtigten oder erwünschten Folgen, sondern an alles, was tatsächlich im Gefolge dieses Handelns auftritt. Deshalb muß sich das Handeln, soll es verantwortlich sein, prinzipiell von der vorausschauenden Rücksicht auf seine möglichen Folgen leiten lassen.

Es könnte als Ausdruck der verbindenden Herkunft aus einer gemeinsamen philosophischen Tradition anzusehen sein, daß sowohl Walter Schulz, der Ernst Bloch nahestand, wie Hans Jonas, der das Bloch'sche Prinzip Hoffnung durch das Prinzip Verantwortung meinte ersetzen oder doch ergänzen zu müssen, ihre Ethik als Verantwortungsethik begreifen und entwerfen.

Als Wesensmerkmal der ethischen Einstellung bezeichnet Walter Schulz die Verantwortung, die bewußt ergriffen wird. In ihr liegt nicht nur die Bereitschaft, für die Folgen des eigenen Handelns einzustehen, sondern auch die Verpflichtung, Rechenschaft zu geben und vor allem, das Handeln als Mittel zur Förderung der menschlichen Gemeinschaft zu verstehen. Wissenschaftliches Handeln soll sich danach von der Idee der Wohlfahrt als einer regulativen Idee leiten lassen. Darin liegt einmal, daß, wer verantwortlich in der Wissenschaft handeln will, akzeptieren muß, von der Idee der Wohlfahrt persönlich verpflichtet und moralisch gefordert zu sein; und darin liegt sodann, daß die Idee der Wohlfahrt als regulative Idee ihre nähere Bestimmung nicht von sich aus enthält, sondern sie durch ethische Reflexion jeweils den konkreten Bedingungen entsprechend erst gewinnen muß. Der Wissenschaftler ist danach nicht nur zum persönlichen Engagement verpflichtet, sondern auch zur Abwägung der ethischen Legitimität seiner wissenschaftlichen Absichten, Projekte und Ziele. Verantwortliches Handeln schließt die Verpflichtung zur ethischen Reflexion ein.

Hans Jonas sieht den Wissenschaftler schon durch die Natur der Natur selbst in einen ethischen Anspruch genommen. In dem Maße, in dem er die ,,geheime Richtungstendenz'' der Natur und in deren unmittelbaren Zusammenhang sich selbst begreift, sieht er sich damit unter eine ,,Seins-Verpflichtung'' gestellt, die ihn zum Mandatar eines Wollens der Natur macht. Der Appell an das ethische Engagement ist mit dem Dasein selbst gegeben.

Daß die Verantwortung dann, die mit der Verpflichtung erwächst, durch die Folgen des Handelns stipuliert werde, hat Jonas schon immer betont. Aber er sieht diese Verantwortung nicht mehr nur an eine regulative Idee gebunden, sondern an den Extremfall und die Gefahr einer universalen „Rettungsbootsituation", in der ein vorsittlicher Urzustand des „ich oder du" Platz greifen und das brutale Überlebensdiktat alle mühsam erworbene Ethik außer Kraft setzen könnte. Diesen Fall zu verhüten ist nach Jonas heute die allein noch wesentliche orientierende Aufgabe wissenschaftlicher Verantwortung. Bevor die aus den allerverschiedensten Bedrohungen der Zeit erwachsenden Katastrophenpotentiale zu gemeinsamer exzessiver Wirkung kumulieren, ist es die Fernverantwortung der Wissenschaft, dieser Situation vorzubeugen — sofern das noch möglich ist. Prinzipiell ist damit das System der Verantwortungsethik keineswegs überschritten. Vielmehr wird bei Jonas deutlicher, daß die ethische Fragestellung nicht einfach mehr später oder sekundär zur Wissenschaft hinzutritt: Der Unterschied zwischen der wissenschaftlichen und der ethischen Reflexion verschwindet angesichts der Dimension der Verantwortung, die dem Wissenschaftler aufgegeben ist.

Man kann der Verantwortungsethik vorwerfen, daß sie vage und unklare Begriffe gebrauche, daß, vor allem, der Begriff der Verantwortung selbst mehr emotional als präzise gefaßt sei, und daß er deshalb nicht eigentlich eindeutig bestimmt werden könne. Entsprechend unbestimmt ist auch, was denn das verantwortliche „Einstehen für die Folgen" praktisch bedeuten kann. Persönliche Haftung ist bei den Folgen wissenschaftlicher Projekte schwer denkbar. Diese Kritik ist nicht unberechtigt. Sie macht darauf aufmerksam, daß die Verantwortungsethik die Legitimation wissenschaftlichen Handelns nicht an die Kontrollierbarkeit und eine externe Kontrolle dieses Handelns bindet, sondern an das Vertrauen in die Verantwortungsfähigkeit und die Vertrauenswürdigkeit des handelnden Subjekts und der Institutionen, in denen sich dieses Handeln organisiert. Selbständigkeit und relative Unabhängigkeit des wissenschaftlichen

Handelns erweisen sich als wesentliche Leitvorstellungen dieser Ethik. Sie gibt dem Wissenschaftler ein äußerstes Maß an Ermessens- und Entscheidungsfreiheit. Sie sucht, seine wissenschaftlichen Zielsetzungen vor der Kollision und der Intervention durch andere Interessenlagen zu schützen, und zwar um den Preis, daß das wissenschaftliche Handeln mit der Verantwortung für seine eigene Legitimität ständig belastet bleibt. Die Unabhängigkeit des wissenschaftlichen Handelns, die in der Verantwortungsethik gewahrt werden soll, macht deshalb die Legitimation dieses Handelns in hohem Grade verletzlich. Es ist immer der zuständige Wissenschaftler oder der Arzt selbst, von dem Rechenschaft gefordert wird, und aus der Verantwortung für die Legitimität, die sich aus ethischer Reflexion ergeben soll, wird leicht die Legitimationspflicht vor der Öffentlichkeit, bei der Reflexionen dann oft nur noch schwer ins Spiel zu bringen sind. Man kann die Aporie, vor die der Wissenschaftler hier gestellt wird, an einem Beispiel verdeutlichen, das schon Heisenberg erörtert hat. Ein Chemiker etwa, der eine Substanz findet, mit der er große landwirtschaftliche Kulturen vor Schädlingen schützen kann, wird ebenso wenig wie der zuständige Agrarwissenschaftler oder der Biologe wirklich vorausrechnen können, welche Folgen aus den Veränderungen der Insektenwelt in dem betreffenden Gebiet schließlich entstehen. Gleichwohl werden er und seine Institution doch immer verantwortlich oder doch zumindest mit verantwortlich gemacht werden für die Folgen der Anwendung dieser Substanz. Er ist, so sagt Heisenberg, verpflichtet, sorgfältig und gewissenhaft den großen Zusammenhang zu berücksichtigen, in dem sich der technisch-wissenschaftliche Fortschritt vollzieht. Aber wo findet man diesen ,,großen Zusammenhang''? Was bedeutet eine solche Verpflichtung für die Alltagspraxis von Wissenschaft und Forschung gerade in der Medizin? Offensichtlich stößt die Verantwortungsethik hier an die Grenzen ihrer Funktions- und Leistungsfähigkeit. In ihrem Horizont kann den wachsenden Legitimationsforderungen der Öffentlichkeit sichtlich kaum noch entsprochen werden. Das Risiko, das sich mit dieser Ethik verbindet, scheint beharrlich größer zu werden, als der Nutzen, den sie versprechen kann. Aber wäre der Gedanke sinnvoll, die Verantwortungsethik deshalb im ganzen zu verabschieden?

II

Vertragsethik ist das Programm für die Absicht, die ethische Legitimation des Handelns unabhängig zu machen von seinen Folgen. Stattdessen werden Regeln formuliert, die das einschlägige Handeln insgesamt leiten. Der Einzelne wird damit von Verantwortung entlastet. Er kann mit der Legitimität seines Handelns rechnen, sofern er sich an die dafür vorgegebenen Regeln hält. Regeln im Sinne der Vertragsethik ergeben sich aus ethischen Prinzipien, die als Bedingungen legitimen Handelns in Geltung stehen. Die konsequente Rücksicht auf diese Prinzipien verleiht dem Handelnden seine Legitimation. Insofern ist die Vertragsethik realistischer und pragmatischer. Sie rechnet erst gar nicht mit der Möglichkeit, unerwünschte oder fragwürdige Folgen des Handelns in irgendeinem Sinne verantworten zu können. Sie leitet vielmehr von vornherein dazu an, solche Folgen dann zu akzeptieren, wenn sie sich trotz oder gerade wegen korrektester Rücksicht auf alle Prinzipien als unvermeidlich erweisen. Eines dieser grundlegenden Prinzipien besagt, daß unter keinen Umständen etwas getan werden darf, was den Tod eines Menschen herbeiführt. Folgerichtig muß in Kauf genommen werden, daß ein Kranker in einem schwer komatösen und medizinisch völlig unbeeinflußbaren Zustand über Jahre durch Maschinen vegetativ am Leben erhalten wird, weil allenfalls er selbst legitimiert wäre, eine andere Entscheidung zu treffen. Man sieht übrigens schon hier, daß das wichtigste Prinzip das formal-ethische ist, das allen anderen die Grundlage gibt. Dieses Prinzip formuliert den Grundsatz, daß alle geltenden ethischen Prinzipien unbedingt eingehalten und befolgt werden müssen, und zwar ohne Rücksicht auf die Folgen.

Vertragsethik ist die sachgemäße Bezeichnung dieser Ethik deshalb, weil sie die Geltung der ethischen Prinzipien durch Verträge begründet denkt. Die Gesellschaft hat — so lautet die ethische Theorie — derartige Prinzipien zur Ordnung des gemeinsamen Lebens eingesetzt, und jedes einzelne Mitglied der Gesellschaft, das an dieser Ordnung partizipieren will, hat dem seine Zustimmung gegeben. Das ist die Situation eines gesellschaftlichen Grundvertrages, an dem jeder einzelne Bürger gleichberechtigter Vertragspartner ist. Zugleich verpflichtet sich dieser Bürger seinerseits zur Vertragstreue gegenüber der sittlichen Gemeinschaft. Die einzelne Begründung der ethischen Prinzipien, die in der Gemeinschaft gelten, oder ihre Herkunft ist für die Theorie gleichgültig. Man kann sie als durch göttliche Autorität eingesetzt denken, man kann sie als Ausdruck der menschlichen Natur verstehen oder auch nur als Postulate der Vernunft. Das Interesse der ethischen Theorie gilt der Tatsache, daß die Prinzipien gelten, nicht der Frage warum.

Das wissenschaftliche Handeln verdankt seine Legitimation indessen einem zweiten Vertrag. Die Hypothese dafür lautet, daß es Übereinkünfte gibt, die die Gesellschaft als ganze mit einem bestimmten Berufsstand, einer Profession, aus ihrer eigenen Mitte vereinbart. Dieser Vertrag zwischen der Gesellschaft und dem Berufsstand sieht einerseits eine Reihe von Privilegien für die Berufsträger einschließlich der Legitimation ihrer Arbeit vor, verpflichtet den Berufsstand aber andererseits zur korrekten Beobachtung besonderer ethischer Prinzipien, die für die Wirksamkeit und für die eigentümlichen Funktionen dieses Berufs innerhalb der Gesellschaft spezifisch sind.

Es gehört nun zu den entscheidenden Grundlagen der Vertragsethik, daß sich die Beachtung der jeweils einschlägigen ethischen Prinzipien kontrollieren läßt. Man kann prüfen und beurteilen, ob wissenschaftliche Maßnahmen oder Vorhaben den ethischen Prinzipien entsprechen oder nicht. Im positiven Fall ist die ethische Legitimation offiziell festgestellt, und derjenige, der das betreffende Projekt durchführt, ist von aller

Verantwortung für die ethische Zulässigkeit seines Handelns entlastet. Er dürfte seiner Legitimation auch bei öffentlichen Rückfragen zu jeder Zeit sicher sein. Das ist zweifellos ein wichtiger Gewinn für die Stabilität und Unabhängigkeit solcher wissenschaftlicher Vorhaben, die den Prozeß der Kontrollen ohne wesentliche Einsprüche durchlaufen haben.

Andererseits aber ist die Abhängigkeit wissenschaftlicher Arbeit und wissenschaftlicher Planung von eben diesem Prozeß der Kontrollen unverkennbar enorm. Die Organisation des Systems der Prüfung und Begutachtung ist außerordentlich komplex und vielschichtig. Der Theorie nach ist die Gesellschaft selbst Subjekt und Organ der Aufsicht, die die Beachtung der Vertragsinhalte prüft. In der Praxis sind es Gremien und Kommissionen, die einerseits nach fachlicher Kompetenz, andererseits nach gesellschaftlichen Interessen zusammengesetzt sind. Nicht selten sind mehrere solcher Gremien für die Prüfung eines Projektes zuständig.

Das zentrale Problem aller dieser Verfahren aber liegt darin, daß die Anwendung eines ethischen Prinzips auf den einzelnen und in der Regel neuartigen Fall eines wissenschaftlichen Projekts keineswegs von vornherein feststeht. Diese Anwendung muß vielmehr jeweils erst gefunden werden. Dadurch wird diejenige ethische Reflexion im Blick auf die Voraussetzungen wissenschaftlichen Handelns notwendig, die die Verantwortungsethik hinsichtlich der Folgen gefordert hat. Es scheint allerdings, daß im Horizont der Vertragsethik in höherem Grade Eindeutigkeit in der Beurteilung derartiger Anwendungsfragen erzielt werden kann, als das entsprechend im Rahmen der Verantwortungsethik möglich ist, freilich um den Preis äußerster Begrenzung aller Spielräume des Ermessens. Die Konsequenz, mit der der Geltungsanspruch der ethischen Prinzipien vertreten wird, und die der Planung wissenschaftlicher Arbeit außerordentliche Beschränkungen aufzulegen scheint, erweist sich freilich als Ausdruck der folgenreichen anthropologischen und philosophischen Hypothesen, die der Vertragsethik im ganzen zugrunde liegen.

Robert M. Veatch diskutiert den Fall eines wissenschaftlichen Projektes, das bestimmte Untersuchungen an menschlichen Endothelzellen zum Ziel hatte. Die Forschergruppe aus einem großen Krankenhaus, die das Projekt im einzelnen ausarbeitete, schlug vor, als Untersuchungsmaterial Plazentagewebe aus dem Kreißsaal der geburtshilflichen Abteilung zu verwerten, Gewebe also, das nach Abschluß einer Geburt ohnehin zur Verfügung stand. Die zuständige Kontrollkommission gab zunächst ihre volle Zustimmung, weil, ohne daß irgendein Schaden für einzelne Personen zu befürchten war, wissenschaftlicher Nutzen für die Allgemeinheit zu erwarten stand. Dann aber zeigte sich, daß für die Untersuchung menschlicher Organe oder Gewebeteile die rechtskräftige Einwilligung — der informed consent — der Betroffenen unbedingte Vorschrift war. Mußte also nun dieser Forschergruppe oder den behandelnden Ärzten ein zusätzliches Aufklärungsgespräch mit den Frauen kurz vor oder nach der Geburt abverlangt werden, damit diese Frauen einer Untersuchung zustimmen konnten, zu der sie in gar keiner persönlichen Beziehung mehr standen? Oder durfte man in diesem Fall auf die sonst strikt geforderte Einwilligung verzichten?

Veatch erläutert ausführlich eine Reihe von Gründen dafür, warum auf der Einwilligung bestanden werden mußte. Dazu gehörte nicht zuletzt das Argument des Krankenhauses, das seine Vertrauenswürdigkeit den Patienten gegenüber aufs Spiel gesetzt sah schon durch den leisesten Verdacht, es könnten Untersuchungen ohne Wissen der betroffenen Personen in einer seiner Abteilungen vorgenommen werden. Vor allem aber mußte sich das prinzipielle Argument durchsetzen: die Rücksicht auf die unbedingte Autonomie, auf die Selbstbestimmung, des einzelnen Menschen. Die Autonomie auch nur in einer noch so nebensächlichen Frage zu beschränken, hieße offenbar, ihre Unbedingtheit zu relativieren. Das aber war unter allen Umständen auszuschließen. Nach Veatch zeigt sich die elementare Bedeutung dieses ethischen Prinzips darin, daß der Mensch als Mitglied der sittlichen Gemeinschaft seine Autonomie niemals abtreten kann — auch nicht etwa an ein anderes Mitglied dieser

Gemeinschaft. Das Recht auf Selbstbestimmung muß als prinzipiell unveräußerliches Recht gelten, und insofern wird dieses Recht zur Pflicht. Der Mensch kann sich unter keiner Bedingung davon dispensieren, für sich selbst verantwortlich zu sein.

An dieser Stelle werden die anthropologischen und philosophischen Voraussetzungen sichtbar, von denen die Vertragsethik begründet und geleitet wird. Dieser Theorie zufolge liegt das Wesen des Menschen dezidiert in seiner Freiheit, sich selbst in die Zukunft zu entwerfen, und also die eigene Lebensgeschichte zum Felde freier und nur sich selbst verantwortlicher Entscheidungen zu machen. Daß der einzelne Mensch sich selbst seiner Individualität gemäß hervorzubringen vermag, das macht die Würde des Menschen aus. Der ethischen Theorie fällt danach die Aufgabe zu, die Bedingungen zu formulieren, unter denen das Menschsein des Menschen in diesem Sinne möglich wird. Die Humanität einer Gesellschaft erweist sich in dem Maße, in dem sie dem Einzelnen diese Bedingungen zu garantieren vermag. Aus diesem Zusammenhang gewinnt das ethische Prinzip der Autonomie seine Bedeutung, seine Geltung und seine Unantastbarkeit.

III

Im Horizont der Verantwortungsethik wäre es kaum denkbar, daß Untersuchungen an Plazentagewebe zu einem ethischen Problem und zu einem kontroversen Fall werden könnten. Die Legitimität solcher Untersuchungen wird unterstellt, weil und solange nichts gegen sie zu sprechen scheint, aber sie wird nicht förmlich und mit Argumenten begründet. Im Horizont der Vertragsethik dagegen kann dieses Projekt zwar zu einem problematischen Fall werden, aber seine ethische Legitimität steht dann und mit Gründen fest, wenn ihre Regeln bestimmt sind und eingehalten werden.

Besonders anschaulich zeigen sich diese Unterschiede zwischen den ethischen Argumentationsweisen am Verständnis des

„informed consent", der heute bei allen ärztlichen Eingriffen und überall dann gefordert wird, wenn Menschen in wissenschaftliche Maßnahmen einbezogen sind: Für die Vertragsethik ist der informed consent das Dokument einer freien Entscheidung der unabhängigen Persönlichkeit, für die Verantwortungsethik ist der informed consent zumindest auch Ausdruck der Zustimmung und des persönlichen Vertrauens zu dem, der seinen Inhalt vorgeschlagen hat.

Die entscheidende Frage aber lautet, welche ethische Theorie am besten geeignet sein wird, der Legitimationskrise entgegenzuwirken, von der die Medizin wie die Wissenschaft überhaupt zutiefst betroffen sind, und wie also der Verantwortung für die Wissenschaft heute ein überzeugendes Verfahren gesichert werden kann. Es könnte sein, daß wirklich wirksam erst eine späte Theorie werden wird, der es gelungen ist, die herrschenden Unterschiede in den Vorstellungen der Verantwortung für die Wissenschaft in sich aufzuheben und zu versöhnen.

Bis dahin aber ist die Verantwortung für die Wissenschaft gerade in der Medizin bei uns nicht selten mit der Kumulation der Legitimationsforderungen aus beiden ethischen Systemen belastet: eigene Verantwortung und fremde Kontrolle, subjektive Begründung und objektive Begutachtung, persönliche Rechenschaft und öffentliche Verhandlung fließen zu kaum noch überschaubaren und nebelhaften Verfahren mit der Wissenschaft und Zumutungen an die Wissenschaft zusammen. Die Leistungen der Legitimation aber werden dadurch nicht gefördert: Sie werden im Gegenteil undeutlich und verlieren ihre Überzeugungskraft nach innen wie nach außen. Diese Krise der ethischen Legitimation wird die Wissenschaft wohl nur dann überwinden, wenn aus ihrem eigenen Kreis Stellungnahmen und Argumentationen zur Begründung der Ethik, von der sie getragen sein soll, deutlicher, klarer und unüberhörbarer in der öffentlichen Diskussion zur Geltung gebracht werden.

Literatur

Heisenberg W (1973) Der Teil und das Ganze — Gespräche im Umkreis der Atomphysik
Jonas H (1979) Das Prinzip Verantwortung — Versuch einer Ethik für die technologische Zivilisation
Schulz W (1972) Philosophie in der veränderten Welt
Veatch R M (1981) A Theory of Medical Ethics

Geistige Grundlagen der Therapie: die Patienten-Arzt-Beziehung

P. LÜTH

Zunächst vom Standpunkt des Arztes: Ich möchte von einem konkreten Beispiel ausgehen, dem Asthma-Bronchiale. Die Erkrankung erscheint als anfallsweise Atemnot bis zum Gefühl der Erstickung und ist seit je den Ärzten bekannt. Schon Hippokrates hat sie beschrieben. Die naturwissenschaftlich-klinische Medizin versucht, herauszufinden, ob sie nicht mit einer Allergie zusammenhängen könnte, und wenn sie einen verdächtigen Stoff findet, versucht sie eine hyposensibilisierende Kur. Im Anfall setzt sie außerdem bronchienerweiternde Pharmaka ein, auch Kalzium und in schweren Fällen Steroidhormone. Sie gibt ferner für die Dauerbehandlung Dosierungsaerosole, d. i. die Zuführung des Medikaments mittels Zerstäuber. Die psychologischen Hintergründe werden dabei erörtert, Familie und Arbeitsplatz ausgeleuchtet, im Zuge der Sozialversicherung Heilverfahren empfohlen.

Der heutige Arzt, befragt, ob er denn hier Naturwissenschaft betreibe bzw. anwende oder ob er nicht vielmehr einem bestimmten Glauben, also einer Hypothese anhängt, wird darauf verweisen, daß wir uns nicht mehr im Zeitalter der Philosophie und der Spekulation befinden, sondern mit den harten Tatsachen selber umgehen. Wenn es gelingt, ihn zum Nachdenken zu bringen — was infolge Zeitmangels natürlich sehr schwierig ist — räumt er schließlich uns sogar bereitwillig ein, daß er mit all seinem naturwissenschaftlich-klinischen Rüstzeug bei dieser Krankheit nicht sehr glücklich ist.

Sodann vom Standpunkt des Patienten: Nicht glücklich sind auch die Patienten, und wenn man sie unabhängig von ihren

Ärzten befragt, wozu sich ja immer wieder Gelegenheit ergibt, — auch für einen Arzt: sobald er nämlich mit einem Asthmatiker zusammenkommt, der nicht sein Patient ist und auch kaum in die Lage kommen kann, sein Patient zu werden, also im Urlaub, auf Reisen, weit vom Wohnort entfernt — lernt man, daß die Patienten im Laufe des Lebens aus eigener Erfahrung ein gewisses Vorgehen entwickeln, durch das sie das Asthma einigermaßen in Schranken halten. Sie stellen sich auf ein bestimmtes Medikament ein und auf eine ganz bestimmte Dosierung, die oft von der ärztlichen bzw. von der Firma empfohlenen erheblich abweichen kann, weshalb es übrigens ein Kunstfehler ist, einen Asthmatiker, der neu in Behandlung kommt, sofort zu veranlassen, sein Medikament zu wechseln und es gegen das auszutauschen, mit dem man selbst bei der Behandlung gute Erfahrung gemacht zu haben glaubt. Er raucht Asthma-Zigaretten oder räuchert im Anfall, er macht Senf-Fußbäder, er achtet sehr auf seine Verdauung, bevorzugt bestimmte Tees, auch Kaffee und beobachtet sich genau. Beispielsweise mißt er dem Verschwinden eines Dauerschnupfens große Bedeutung bei, weil dann meistens ein Asthma-Schub folgt.

Die Ärzte nehmen davon im allgemeinen kaum Kenntnis oder registrieren es irgendwie „am Rande", denn sie unterstellen, daß die naturwissenschaftlich-klinische Welt auch zuhause bei den Patienten heil ist. Sie wissen nichts von dem Massenangebot an Gesundheitsfragen, das von den Medien, insbesondere von der Regenbogenpresse, von der breitgefächerten Beratung, auch an der Haustür, die durch die Laien erfolgt, die entweder irgendwie mit der Medizin zu tun haben oder aber „dieselbe Krankheit" gehabt haben (sog. „erfahrene Patienten" im Sinne Rohdes).

Nicht zu unterschätzen ist der Beitrag der Apotheker. 60 Patientenberatungen finden täglich in einer mittleren Apotheke statt! Auch der Apotheker ist, unnötig zu sagen, in diesen Dingen Laie. Der Patient weiß sich also zu helfen, er ist außerhalb der Klinik und auch außerhalb der Praxis, im vorärztlichen Raum, nicht allein.

Medizingeschichte kann helfen

Eine Frage dazu: was haben eigentlich die alten Ärzte getan, die Ärzte der Zeit vor der Orientierung der Medizin an den exakten Naturwissenschaften — Wendepunkt etwa Hufeland — bei einer so problematischen und keineswegs ungefährlichen Krankheit?

Im Anfall brannten sie auf einem Teller Stechapfelblätter ab und ließen den Rauch einatmen, — meist half dies prompt, wie es auch heute prompt wirken würde. Sie verordneten pflanzliche Mittel, die nicht schlecht gewesen sein können, da wir sie auch heute noch in vielen Präparaten finden, so wie ja die Stechapfelblätter auch in den Asthma-Zigaretten vorhanden sind. Da wir uns hier nicht mit Therapiegeschichte befassen, soll eine weitere Aufzählung nicht erfolgen — erwähnt seien nur noch Aderlaß und Verdauungsregelung. Damit sind wir bei dem eigentlichen Problem des Asthmas. Was geschieht mit dem Patienten, wenn der Anfall vorüber ist? Der Patient hat natürlich Angst, einen neuen zu bekommen. Angst verkrampft, mit der Angst provoziert er geradezu einen neuen Anfall.

Wie gesagt, die alten Ärzte setzten hier Verschiedenes ein, was damals Hochschulmedizin war, heute, wenn es überhaupt Beachtung findet, Naturheilkunde ist, wie die schon erwähnte Regelung der Verdauung, und damit haben wir so etwas wie den Übergang vom akuten Anfallsgeschehen zur längeren Behandlung einer chronischen Krankheit. Was seitens des Arztes dabei zu beobachten gewesen sein dürfte, was also für die Patienten-Arzt Interaktion entscheidend ist, möchte ich hier herausstellen mit der Formel: Beteilung und Mitleidenschaft.

Die „verlorene Weltanschauung"

Damit befinden wir uns genau an der Stelle, an der es unausweichlich wird, sich zu fragen, ob denn Wissenschaft — um es ganz generell zu sagen — in der Lage ist, dem Menschen zu helfen, nicht einfach bei einer sog. banalen Gesundheitsstörung, sondern ,,wenn es ernst wird", in der ,,existenziellen Krise", zu der jede schwere Krankheit gezählt werden kann. Ich möchte, so lange es irgend geht, philosophische Reflexionen vermeiden und mich an das halten, was wir aus der Praxis, auch aus der der alten Ärzte wissen. Was geschah eigentlich, wenn der alte Heim, wenn Hufeland, um die beiden großen Berliner zu nennen, oder Rademacher, ,,der Alte von Gocht", oder ganz früher Paracelsus behandelten? Nach unserer modernen Anschauung, die eigentlich eine Ideologie ist, waren ihre Erfolge fragwürdig — wir sind ziemlich nahe der Einstellung, die sie geradezu für ungesichert hält. Paracelsus verordnete ein Medikament *ad longam vitam*. Wenn man es heute anfertigen würde, wäre die naturwissenschaftliche Beurteilung unfreundlich: nach all den Prozeduren bleibt nur Asche übrig. Vielleicht war es eine besondere Asche, angereichert mit Mineralien, wir wollen das nicht erörtern, denn nach meiner Meinung kommt es darauf gar nicht an. Paracelsus tat etwas, was heute nach wie vor alle großen Heiler — auch die nichtärztlichen — tun, was wir naturwissenschaftlich ausgebildeten Ärzte aber für unwichtig halten und deshalb unterlassen, obgleich wir es natürlich genau so könnten. Wir unterlassen es, weil wir nicht daran glauben. Wir schreiben einer solchen Einwirkungsmöglichkeit keine Bedeutung zu. Die großen Heiler haben an einer bestimmten Stelle ihrer Behandlung dem Patienten klar gemacht:

So wie Du bisher gelebt hast, hast Du falsch gelebt. Du mußt Dein Leben ändern. Und ich werde Dir jetzt sagen, wie Du es ändern mußt.

Man könnte eine empirische Untersuchung anstellen, sie würde diesen therapeutischen Kunstgriff unzweideutig nachweisen und besonders dort, wo wir uns eine wirksame Behandlung nicht erklären können. Offenbar gibt es im Menschen so etwas wie ein *kathartisches Bedürfnis:* er ist ein Lebewesen, das es braucht, ab und zu suggeriert zu bekommen, daß es noch einmal ganz von vorne anfangen kann. Der Schwerkranke, auf dem bereits die gesamten Batterien der Schulmedizin ohne Erfolg abgeschlossen wurden, der keine Hoffnung mehr hat und gerade deshalb schwerkrank ist, wacht aus seiner Lethargie und Resignation auf, wenn er hört, es müsse alles neu begonnen werden, er müsse sein Leben ändern. Mir scheint es dabei sekundär zu sein, was man ihm als Änderung empfiehlt. Der Kranke mit der sitzenden Lebensweise soll nunmehr laufen, der mit der bewegten soll sitzen (in Meditation), der Fleischesser soll vegetarisch essen, der Raucher das Rauchen lassen — er wird in seinen festgefahrenen alten Lebensgewohnheiten getroffen. Er muß sich in der Tat von Grund auf umstellen. Er macht es in dem Bewußtsein, nicht selber schuld zu sein, denn seine bisherigen Lebensgewohnheiten kommen ja nicht aus eigenem Entschluß, sondern stammen von den Eltern, sind ihm ansozialisiert worden. Von nun an aber wird alles anders, *incipit vita nuova!*

Was ist das, was da geschieht? Wird eine Weltanschauung ausgewechselt? Das Leben jedenfalls wird verändert, und natürlich gehört dazu eine neue Weltanschauung. Je weniger ausgeprägt sie ist, desto besser könnte es sein, ist man versucht, zu sagen, aber im Ganzen darf man vielleicht urteilen, daß es auch darauf nicht so genau ankommt: wichtig allein ist die Lebensänderung. Sie ist es, die eine neue Weltanschauung — als Rechtfertigungszusammenhang — nach sich zieht.

Die viel diskutierte ,,Persönlichkeit''

Nietzsche hat es formuliert, und seinem Satz ist nichts hinzuzufügen: ,,Die nihilistische Konsequenz der jetzigen Naturwissenschaft''. Im nachgelassenen ,,Willen zur Macht'' stellt er die Frage und beantwortet sie zugleich: ,,Was bedeutet Nihilismus? — Daß die obersten Werte sich entwerten. Es fehlt das Ziel; es fehlt die Antwort auf das ,,Warum''.

1. Der menschliche Wille, sagt Nietzsche, braucht ein Ziel: ,,Und eher will er noch das Nichts wollen, als nichts wollen''. Nietzsche will, soweit ich sehe, nicht sagen, daß ,,der'' Nihilismus schuld sei, sondern er sieht den Nihilismus als den Ausdruck und als die innere Dramaturgie dieses Vorganges des Wertzerfalls.
2. Lassen Sie mich noch einen Philosophen dazu zitieren, nämlich Husserl.
3. Seine aus einem Vortrag erwachsene berühmte Schrift von der ,,Krisis der europäischen Wissenschaften'' stellt gleich zu Beginn die Frage: ,,Gibt es angesichts der ständigen Erfolge wirklich eine Krisis der Wissenschaften''? Er findet, daß die Krise durch einen eigentümlichen Vorgang eingeleitet wurde und begleitet wird, den er als Reduktion der Wissenschaften auf die *Tatsachenwissenschaften* charakterisiert. ,,Bloße Tatsachenwissenschaften machen bloße Tatsachenmenschen'', sagt er dort.

Tatsachenwissenschaften — das definiert er als ,,physikalischen Objektivismus'', und es wird sofort deutlich, wie sehr das auf die Medizin zutrifft, und wie sehr es die Medizin zwingen muß, nur einen Restbegriff des Menschen anzuerkennen, den meßbaren nämlich, und das *ineffabile*, aus dem wir leben, auszuklammern.

Nun ist — ich folge Husserl — Objektivierung eine Sache der Methode. Eine bestimmte, die quantifizierende Methode ,,konstruiert'' aus den vorgegebenen, vorwissenschaftlichen Erfahrungsgegebenheiten die naturwissenschaftliche Gegenständlichkeit. Dabei fällt ,,ein ganzes Universum von Voraussetzungen'' stillschweigend fort: nämlich die Dimension des Schicksalhaften, die aus Anlage, Sozialisation, aus Erleben und Erfahrung aufgebaute, geformte, in dieser Art einmalige Persönlichkeit.

Bedenken wir, daß der Arzt immer ,,Arzt der Persönlichkeit'' ist, selbst da, wo er Massenuntersuchungen vornimmt, Massenscreening, immer auf die Persönlichkeit gerichtet, der das alles zugute kommen soll, dann erkennen wir, daß zwei interpre-

tative Muster nicht völlig ausreichen, die Patienten-Arzt-Beziehung und -Begegnung zu fassen:
— die rein formale der Soziologie,
— die rein quantitative der naturwissenschaftlich orientierten Klinik

Beide sind *Ausdruck von Abstinenz:* über das Äußere und Äußerliche, was freilich einigermaßen leicht greifbar und bewertbar ist, einzudringen in die Tiefe einer solchen Beziehung. Manchmal schimmert diese auf, wenn von Sympathie oder Antipathie, von Empathie gesprochen wird, von (Pseudo-)Charisma, ja selbst wenn man vom Imponierenden einer Persönlichkeit spricht — kein Zweifel aber kann sein, daß wir damit immer noch ,,draußen'' stehen. Man wird davon ausgehen müssen, daß die naturwissenschaftliche Methode sich zu sehr am Resultathaften fixiert, so daß ignoriert wird, wie dieses zustande kommt: das Prozeßhafte hinter dem Gleichheitszeichen bleibt unbekannt. Wenn wir von Innenseite sprechen würden, meinen wir damit weder Mystik noch Magie. Aber wir sprechen dann den Sachverhalt an, an dem wir in Ausübung des ärztlichen Berufes doch nicht vorbeikommen, daß nämlich das Verhaltensmuster, das wir formal oder quantifizierend aufnehmen, immer etwas ist, das sich ausdrückt, in dem etwas ,,zur Sprache kommt''. Die *pattern variables* von Parsons haben nämlich Sinn [4].

Die viel diskutierte ,,geistige Krise''

Das allerdings ist eine Wirklichkeit, die vom naturwissenschaftlich eingestellten Arzt, und welcher wäre das nicht, weder gesucht, noch, sollte er auf sie stoßen, und das geschieht häufig genug, akzeptiert wird. Da sie aber vorhanden ist, ,,vorgegeben'', jedoch ignoriert wird, muß man feststellen, daß sich die Patienten-Arzt-Interaktionen weithin über die ,,wirklichen'', allerdings tiefer liegenden Beziehungen abspielen.

Da Medizin-ausüben immer heißt, etwas erfahren, auch von dem, was man ärztlich macht, wird diese Diskrepanz wahrgenommen, jedoch mehr im Sinne eines Ahnens, fehlender Gewißheit, allenfalls Vermutens, daß da Dinge vor sich gehen, die uns nicht ohne weiteres zugänglich werden.

Da ist ein Dorf, in welchem bei knapp zehn Häusern in den letzten Jahren acht Patienten an gastrointestinalem Krebs gestorben sind. Einer ist gleichsam entkommen, er wurde rechtzeitig operiert, zog fort, ein Rezidiv ist nicht aufgetreten. Plötzlich leidet er an Schwindelanfällen, die auf keine der dabei üblichen Therapien ansprechen. Der letzte Arzt an seinem neuen Heimatort hat gequaddelt, schließlich Segmentblockaden durchgeführt — wie alle vorangegangenen Bemühungen *sine effectu.*

Auf die Frage, wann genau diese Schwindelanfälle auftreten, kommt die überraschende Antwort: eigentlich nur, wenn er sich zu Tisch setze, um zu essen. Es kommt ihm vor, als wölbe sich der Tisch von ihm fort, er kann die Hand nicht dazu bringen, den Löffel zu greifen, alles bewegt sich und zwar fort von ihm, so daß ihm schwindlig wird, er sich am Stuhl festhalten muß.

Das vorsichtige Heranführen an die möglichen, jedenfalls sich aufdrängenden Zusammenhänge mit den schrecklichen Vorgängen in diesem kleinen Ort, bringt jedoch kein ,,Sekundenphänomen''. Er blickt nur ungläubig, kann sich nicht vorstellen, daß es damit zu tun haben könnte. Hier liegt etwas sehr viel tiefer, wird vielleicht deutlich, was Husserl die ,,gefährliche Doppeldeutigkeit von Welt'' genannt hat: Die Welt einmal als wissenschaftliche Welt, als ein Konstrukt der wissenschaftlichen Theorie, zu der die Idee der Objektivität gehört, die Methode des Objektivierens, und dann ,,die Welt schlechthin, die immerfort selbstverständliche, bekannt-unbekannte Lebenswelt'', gewissermaßen eine Erfahrungswelt, in der wir uns in einem Zustand von *vorwissenschaftlicher Sicherheit* finden, die wir zwar eher verächtlich werten, in der wir jedoch leben. Und in dieser vorwissenschaftlich gegebenen Lebenswelt ahnen wir, wenn wir uns mit ihr beschäftigen, jene Tiefen oder Untiefen, die bei der Objektivierung verloren gehen, die sie sich der systematischen Theorie entziehen.

Die Krise, die Nietzsche konstatiert, ist eine philosophische Krise: charakterisiert durch eine plötzlich nicht mehr fortzuinterpretierende intellektuelle Unsicherheit in den wichtigsten Fragen unseres Lebens, auf die sich immer mehr Fragen unserer Wissenschaft zu reduzieren scheinen.

Ein schreckliches Wort steht auf

Es muß denn ausgesprochen werden, ein Wort, das in unserem wissenschaftlichen Denken keinen Platz hat, das wir auf keinen Fall auf uns anwenden lassen möchten: das Wort und der Begriff der Intuition.

Nun hat schon vor vielen Jahren, bei Begründung seiner Theorie der ärztlichen Allgemeinpraxis, R. N. Braun vom intuitiven Denken gesprochen, das die Praxis beherrscht [5]. Intuitiv meint damit, was Risak seinerzeit den ,,Klinischen Blick'' genannt hat, das, was einem bei einem Krankheitsfall auf der Stelle einfällt [6]. Das ist bekanntlich fragmentiert, eine Auswahl, und die Auswahl mag durch vielerlei Umstände zustandegekommen sein, unter welchen die rein wissenschaftlichen nicht die große Rolle spielen [7].

In der Praxis sowohl des niedergelassenen Arztes als auch des Klinikers sprechen wir von ,,Anhiebsdiagnosen'', was recht oft ,,Arbeitsdiagnosen'' (Arbeitshypothesen) meint, die sich bewähren oder aber eliminiert werden. Braun meint jedoch mehr, nämlich das unbewußte Handeln im Praxisalltag. Er sieht sie irgendwo angesiedelt zwischen der erlernten, lehrbuchmäßigen ,,strengen'' Diagnostik und der üblichen Routine diagnostischen Vorgehens.

Ich will auf die Problematik der Diagnostik nicht eingehen, nur anmerken, daß wir ja einerseits die ,,Krankheiten'' nicht als säuberlich begrenzte, quasi exakte Entitäten verstehen dürfen. Sie sind, wie Braun sagt, ,,ein buntes Nebeneinander von zusammengefaßten Gesundheitsstörungen''. Die wirkliche Intuition würden wir als eine aus Erfahrung, Empathie und Routine bezogene Schnellmethode ansehen, die es erlaubt, in diesem vielfältigen, gefächerten Gefüge von Beschwerden und Störungen die Schwerpunkte zu identifizieren.

Die geistigen Grundlagen im Alltagsbetrieb

Der Laie stellt sich bekanntlich den Alltagsbetrieb in einer ärztlichen Praxis so vor, als würden unablässig Heerscharen von Patienten mit verschiedenen, wenn auch zahlenmäßig begrenzten, also einzukreisenden Beschwerden am Arzt vorbeiziehen, auf die er ebenso unablässig die gleichen diagnostischen und therapeutischen Verfahren anwenden würde. Ähnlich wird auch die Klinik verstanden, die mit größerer Redundanz arbeitet, da sie ja auftragsgemäß nichts übersehen darf, aber ebenso routinemäßig versucht, einer unendlichen Menge von Menschen und Beschwerden durch Anwendung der gleichen Methoden medizinisch Herr zu werden. Man gewinnt irgendwie den Eindruck, als wären da gesichtslose Scharen auf dem Marsch, die für eine kurze Zeit der medizinischen Gesetzlichkeit unterworfen und dann in einem fahlen Licht stehen, um dann weiterzuziehen, niemand weiß recht wohin, wie niemand recht weiß, woher sie kommen.

In Wahrheit liegen die Verhältnisse ganz und gar anders. Während in der großen, auf akute Behandlungen eingestellten Klinik, etwa in der Traumatologie, der Notfallmedizin überhaupt, ein solches Bild noch eine gewisse Berechtigung hätte — wobei die Feststellung der Berechtigung tatsächlich eine Kritik beinhaltet! — wird der Praktiker keineswegs solchen anonymen Massen konfrontiert. Vielmehr ist es ein bestimmtes Klientel, das sich um ihn sammelt, um jede Praxis, zwar mit einem Rand, der ständig abbröckelt und sich durch Neuzugang ebenso laufend erneuert, aber doch mit einem stabilen Kern.

Das heißt, daß der Arzt es mit einer begrenzten Zahl von immer gleichen Menschen zu tun hat, die im Laufe ihres Lebens und der Zugehörigkeit zu seiner Klientel mit ihren Schwierigkeiten auf dem Gesundheitssektor zu ihm kommen. Er behandelt in viel größerem Maß, als bisher erkannt, im Zug eines Lebenszyklus: zwar überwiegend die gleichen Patienten, jedoch mit fortschreitendem Lebensalter und entsprechend sich verändernden Gesundheitsstörungen. Wenn wir hier nach geistigen Grundlagen fahnden, so kann die Antwort doch nur die sein, daß sie sich im Zusammenhang mit dem Lebensproblem überhaupt finden lassen. Für diesen auf diese Art tätigen Arzt stellt sich das Lebensproblem grundsätzlich anders als allgemein angenommen. Er ist nicht mehr eingebunden in die mechanistischen Vorstellungen biochemischer Abläufe, die wir, speziell soweit sie die Dynamik der Desoxyribonukleinsäure-Makromoleküle betreffen, als das ,,Leben'' definieren. Er sieht ,,Leben'' nicht mehr als den Reigen kreisender Atome und sich windender Molekülschlangen. Vielmehr ist Leben für ihn, jenseits der Physiologie, etwas, das zweckmäßig vorgeht und geistige Gebilde ,,leistet'', wie Husserl sich ausdrückt, selber also ein geistiges Gebilde mit einer universalen Geschichte, mit einem Wort: mit Schicksal.

Abkehr vom artifiziellen Patienten

Wir akzeptieren die gewaltigen Fortschritte, die uns die Entwicklung der modernen, naturwissenschaftlich gegründeten und technisch vorgehenden Medizin gebracht hat. Wir wollen jedoch kritisch sein gegenüber einer Verwissenschaftlichung vom reinen *science*-Typ und gegenüber einem Denken, das wir als *technizistisch* bezeichnen müssen.

Im konkreten Alltag erscheint diese Deformierung der ,,ärztlichen Kunst'', wie man sie früher genannt hat, (und die heute nur noch im Begriff des ,,Kunstfehlers'' überlebt) als Befund-Aberglaube''. Befund meint die Methode des Erhebens von Werten im Rahmen der physiologischen Konstanten, die Registrierung der Aberrationen, die gesamte physikalische Diagnostik und ihre Summe, die gleichsam ,,neben dem Patienten'' steht wie ein eigen lebender Organismus, so daß der Arzt immer wieder in Zweifel gerät, wem er sich vornehmlich zuzuwenden hat, dem lebendigen Menschen, der zu ihm gekommen ist, oder dem ,,artifiziellen Patienten", den er selber — der Arzt — sich geschaffen hat.

Dieser artefizielle Patient ist keineswegs ein Golem, durch den der Arzt vom rechten Weg abgebracht wird, der die Wissenschaft narrt und der am Ende den wirklichen Patienten umbringt. Der artifizielle Patient ist ein Modell, das der Arzt aufbaut, um daran zu analysieren, welche Gesundheitsstörungen beim wirklichen Patienten vorliegen. Es handelt sich also um *Modell-Denken,* d. h. um ein Denken an Hand einer selbst erarbeiteten Nachbildung, die, insoweit sie Anleitung zu Praxis enthält, zugleich Entwurf dieser Praxis ist [9].

Dieses Modell ist in der Medizin immer empirisch bezogen, also eine Formalisierung der Wirklichkeit. Das Modell ist dabei nicht einfach Theorie, auch nicht Hilfsmittel zur Theoriebildung, sondern Hilfsmittel zur Herstellung einer Theorie-Praxis-Einheit.

Indem wir dies erkennen, anerkennen wir zugleich, wieweit sich die moderne Medizin von diesem wirklichen Patienten entfernt hat. Befund ist demgemäß nicht mehr die Hand, die das Halslymphom tastet und dabei noch Schicksal spürt, sie ist die einfache, maschinell zu bewältigende Quantifizierung der leukoseverdächtigen Zellen im Blutausstrich, die weitere Differenzierung im Punktatausstrich. Auch die Interpretation des Ausstrichs hat den Charakter von Schicksal, allerdings erst dann, wenn er auf den wirklichen Patienten angewandt wird, die indirekte Methodik wieder direkt bezogen wird.

In diesem Augenblick blitzt etwas auf, was bei der Diskussion des Patienten-Arzt-Verhältnisses, der ärztlichen Arbeit, meist übersehen wird, nun aber eigentlich nicht mehr übersehen werden kann. Es ist die Frage, die eine solche Erkenntnis dreifach gestellt wird: die Diagnose der Leukose, Schicksal für den Kranken, richtet sich nicht nur an diesen, wie er dieses Schicksal tragen wird, sondern auch an seine Familie, an die Mitmenschen, deren Geduld gefordert wird, die sich also ebenfalls damit auseinandersetzen müssen, drittens und endlich aber an den behandelnden Arzt. Wie wird er sich mit den Aufgaben und den Problemen auseinandersetzen, die er zuerst feststellt und die von allen bestanden werden müssen?

Stellen wir nun die Frage nach den geistigen Grundlagen, so finden wir zuerst, daß das, was wirklich und konkret zwischen Patient und Arzt geschieht, nichts ist, was im Computer simuliert werden kann, so wie Krankheit, etwa eine Hyperlipidämie, nichts ist, was in gläsernen Röhren geschieht. Der Computer könnte zwar alle Details und Faktoren speichern, die ein Leben ausmachen, aber niemand weiß sie, so daß niemand den Computer damit programmieren kann, und die Krankheit findet nicht in Glasröhren statt, sondern in lebenden Menschen.

Das Ärztliche im ärztlichen Handeln

Die Frage, was denn das Ärztliche in der Patienten-Arzt-Interaktion sei, was also wirklich geschieht, wenn eine Behandlung stattfindet, läßt sich nicht einfach so beantworten, daß man einen Ablauf von Diagnose und Entscheidung zur Therapie annimmt, wiewohl dies meist so erfolgen wird. In vielen Fällen wird es genügen, den artefiziellen Patienten zu behandeln. Es wird sogar fraglich, ob dafür noch der Begriff des Behandelns anzuwenden ist, ob man nicht richtiger — etwa bei der Verordnung von Nasen- oder Hustentropfen — einfach von Handeln sprechen sollte. Das Ärztliche ist sehr verschieden zu beurteilen, je nachdem, wie es gefordert ist.

Der niedergelassene Allgemeinarzt hat ja nicht nur mit der „Medizin der Hustensäfte", wie ich diese Ebene nennen möchte, zu tun, er und gerade er ist auch gefordert durch die existenziellen Gefährdungen.

Ich nehme das Beispiel eines jungen Mädchens, das die Schule mit glänzenden Noten verlassen hat und nun die Lehre beginnt. Es gefällt ihr nicht, aber vom Elternhaus wird ihr bedeutet, daß die Gesellschaft vom Menschen verlangt, daß er fünfmal in der Woche acht Stunden täglich arbeitet. Sie hat schon dreimal versucht, sich das Leben zu nehmen. Zweimal haben die Eltern es vertuscht, erst beim dritten Mal wurde der Arzt zugezogen und dieser mit der gesamten Problematik konfrontiert. Er tritt als neuer Spieler in das System ein, und wenn er nicht sehr selbstkritisch ist, — aber das müßte er gelernt haben, (und wo könnte er es gelernt haben?) — dann verfällt er einem einfachen Mechanismus. Er, der zunächst als Anwalt des Mädchens erscheint, das ja von ihm schon als Säugling behandelt wurde, wird durch den Sog der Gruppendynamik, die sich längst fixiert hat, (das Mädchen als „Sündenbock") zum Agenten der das Wort führenden Mutter, und alle Mühen, die er nun auf sich nimmt, sind zum Scheitern verurteilt. Hält er aber die Figur eines Anwalts des Mädchens durch, gerät er in Gefahr, sich den Eltern zu entfremden. Es wäre also Familien-Medizin gefordert, aber allein kann er sie nicht praktizieren, das würde er wissen, wenn er etwas darüber gelernt hat.

Was er in jedem Fall vermitteln kann, wenn es ihm gelingt, diese Schwierigkeiten einigermaßen zu beherrschen, ist, so etwas wie „Konsequenz aus Lebenserfahrung", in die allerdings keineswegs nur seine eigene eingegangen ist, sondern in die die aller Beteiligten aufgenommen werden muß, sowohl die der Eltern, als auch die des Mädchens.

Rücknahme „ausschweifender" Interpretamente auf begrenzte Sinnebenen

Das Ärztliche kann also als Vermittlung von Lebenserfahrung erscheinen, nicht nur als Vermittlung von Informationen oder Anordnung von bestimmten Handlungen, etwa der, dreimal täglich ein bestimmtes Medikament einzunehmen oder sich auf eine gewisse Weise zu verhalten. Das Ärztliche ist Helfen, soziales helfendes Handeln, und alles, was außerdem dazugehört, ist nur Vorgabe, Voraussetzung, Ermöglichung, Realisierung.

Jaspers hat ärztliches Handeln insoweit nach der Abhängigkeit von verschiedenen Sinnebenen definiert. Er unterscheidet drei Sinnebenen, auf denen ärztliches Handeln geschieht:
— das technisch-kausale Handeln, das ,,Zusammenhänge des Lebensapparates" wieder in Ordnung bringt,
— ein Handeln, das die Selbsthilfetendenz, die allem Leben eigen ist, wieder in Gang setzt und das Jaspers mit der Tätigkeit des Gärtners vergleicht,
— ein Behandeln, das den Menschen nicht nur als Körper, nicht nur als Seele nimmt, sondern als ,,verständiges Wesen", das also Kommunikation im höchsten Sinne ist [10].

Auf diesen drei Ebenen realisiert sich ärztliches Handeln als geistig begründet: einmal, wie Jaspers sich ausdrückt, technisch-kausal, sodann ,,gärtnerisch" hegend, pflegend, der Arzt als ,,Diener der Natur", — ,,die Naturen heilen, nicht der Arzt" — drittens endlich ein Vorgehen, für das Jaspers — übrigens als erster — den Begriff der Kommunikation beizieht.

Kommunizieren bedeutet Sich-in-Beziehung-setzen, miteinander in Verbindung treten. Diese Verbindung soll so sein, daß der andere erkennen kann, daß er verstanden wird. Sie meint also Mitleidenschaft, und genau das ist es, was in einer Patienten-Arzt-Interaktion spürbar werden muß, wenn sie als eine ärztliche Handlung erscheinen will. Auch die Klienten-Anwalts-Interaktion verlangt Zuwendung und Verständnis, aber nur äußerst selten wird Mitleidenschaft gefordert sein, vielmehr verbleibt das ganze im Kontext nüchtern-formalistischer Abwicklung von Aufträgen.

Mitleidenschaft, wenn sie nicht hemmungsloses Sich-identifizieren und insoweit wiederum Verkennen der Situation und der Aufgabe sein will, setzt geistige Grundlagen voraus, weil sie ein geistiger Akt ist: wobei der Begriff der Leidenschaft in diesem Wort den Impetus empathischer Mitbetroffenheit meint, den ,,Funken, der überspringt". Betroffensein allein kann es nicht antreiben, das Ärztliche, das ja im Handeln besteht, bedarf einer treibenden Kraft, die ,,anspringen" muß, die durchaus nicht von alleine läuft.

Anmerkungen und Nachweise

1 F. Nietzsche. Der Wille zur Macht, in: Nietzsches Werke, Groß-Oktav-Ausgabe, Zweite Abteilung Bd. 15
2 M. Heidegger (1961) Nietzsche, Bd. 2, 2. Aufl.
3 E. Husserl (1962) Die Krisis der europäischen Wissenschaften und die transzendentale Phänomenologie, in: Husserliana, Bd. 6
4 P. Lüth (1985) Lehrbuch der Medizinischen Soziologie
5 R. N. Braun (1970) Lehrbuch der ärztlichen Allgemeinpraxis
6 E. Risack (1941) Der klinische Blick, 5. Aufl.
7 R. Gross (1969) Medizinische Diagnostik, sowie P. Lüth (1977) Kritische Medizin, 2. Aufl., die Kapitel: Die Diagnose-Genesis und Geltung sowie: Krankheit und Wirklichkeit
8 J. Volkelt sagt zu recht (Gewißheit und Wahrheit, 1930, 2. Aufl.): ,,Die Vieldeutigkeit des Wortes ‚intuitiv' ist ein mißlicher Umstand'' und ,,je länger ich mich mit den Problemen der intuitiven Gewißheit beschäftige, als umso wichtiger auch für das wissenschaftliche Arbeiten, vor allem auf den Gebieten der Wertwissenschaften, erscheint mir die intuitive Gewißheit''! Erkenntnis-theoretisch ist daran zu denken, daß sich in der Intuition ein persönlicher Faktor mit einem der Denknotwendigkeit einerseits, der ,,Sache'' andererseits verbindet. Ich würde mich in der Verwendung des Begriffs auf H. Bergson beziehen: L'Evolution Créatrice, 1981, 154. Auflage.
9 Vgl. R. Ziegler (1972) Theorie und Modell sowie H. Blalock (1974) Kausale Modelle zur Theoriebildung
10 K. Jaspers (1959) Allgemeine Psychopathologie, 7. Aufl.

Geistige Grundlagen der Therapie: Pharmakotherapie

E. MUTSCHLER

Die Wurzeln der Pharmakotherapie reichen weit in die Vergangenheit zurück, über viele Generationen wurde das echte oder auch das vermeintliche Wissen von heilenden Kräften in der Natur, in Mineralien, Pflanzen oder Tieren weitergegeben, der Erfahrungsschatz von Priestern und Ärzten ebenso wie von der Kräuterfrau genutzt. Seit wann von Pharmakotherapie im heutigen naturwissenschaftlichen Sinn gesprochen werden kann, ist schwer zu sagen, die Übergänge sind fließend. Ähnlich wie es Thomas Mann in der berühmten Szene aus Felix Krull, in dem Exkurs von Prof. Kuckuck über die Evolution beschreibt, ist auch in der Pharmakotherapie immer alles zusammengeblieben, das Irrationale und das Rationale, die unwirksame und die wirksame Behandlung. Ein Zweites: Kein anderes Gebiet der Medizin ist von so vielen verschiedenen wissenschaftlichen Disziplinen beeinflußt und abhängig wie die Pharmakotherapie. Die uns heute zur Verfügung stehenden Medikamente sind nicht vorstellbar ohne die großen Fortschritte auf dem Gebiet der organischen, pharmazeutischen und analytischen Chemie oder der pharmazeutischen Technologie, sie sind aber ebensowenig denkbar ohne die neuen Erkenntnisse in der Biochemie, Pathobiochemie, Pathologie und Pathophysiologie, der Immunologie sowie in den klinischen Fächern, wie z. B. der Inneren Medizin, der Neurologie oder der Dermatologie. Arzneimittelforschung ist heute zwingend interdisziplinär, ohne Arbeit im Team nicht mehr vorstellbar.

Die geistigen Grundlagen der medikamentösen Therapie stammen somit aus zahlreichen Quellen, und oftmals ist es schwierig, sie aufzuspüren, den verschlungenen Wegen gegenseitiger Abhängigkeiten bei bahnbrechenden Entwicklungen nachzugehen. Und doch: In herausragenden Forschergestalten, die in die Arzneimittelforschung neue gedankliche Impulse einbrachten, wird etwas vom geistigen Hintergrund der Pharmakotherapie deutlich, wird Geistiges personal. Da das gestellte Thema ohnehin nur schlaglichtartig behandelt werden kann, sollen im Folgenden Entwicklungslinien aufgezeigt werden, die auf einzelne Forscher zurückgehen.

Der Naturstoff als Leitsubstanz

Im vergangenen Jahr wurde der 200. Geburtstag von Friedrich Wilhelm Sertürner gefeiert. In den Jahren 1804 bis 1805 gelang ihm die Isolierung des Morphins aus Opium, 1816 konnte er dessen basischen Charakter nachweisen.

Retrospektiv ist es wohl nicht so sehr die Entdeckung des analgetischen Prinzips im Opium, das Sertürner seine herausragende Stellung verleiht, sondern die Tatsache, daß er mit Morphin das erste Alkaloid und damit den ersten basischen Pflanzeninhaltsstoff nachweisen konnte: Hatte man doch bis zu diesem Zeitpunkt angenommen, daß Pflanzen nur saure oder neutrale Wirksubstanzen produzieren würden. Wenn heute die Mehrzahl der in der Therapie verwendeten Arzneistoffe Basen sind, so nahm diese Entwicklung mit der Isolierung von Morphin ihren Anfang. Morphin ist aber noch in anderer Hinsicht von Bedeutung. Es wurde zum Ausgangspunkt einer bis heute noch nicht abgeschlossenen weltweiten Forschung, durch partialsynthetische Abwandlung oder Totalsynthese analoger Substanzen zu Analgetika ohne die unerwünschten Nebenwirkungen von Morphin, wie Atemdepression oder Abhängigkeit, zu gelangen. Obwohl dieses Ziel in der Morphin-Reihe nicht erreicht wurde und vielleicht nie erreicht werden wird, so erwies sich doch der Weg, — ausgehend von einem Naturstoff als Leitsubstanz — diesen durch geeignete Abwandlungsschritte in seinen pharmakodynamischen oder pharmakokinetischen Eigenschaften zu übertreffen, als richtungsweisend für zahlreiche andere Arzneistoffgruppen. So gelang z. B. bei den Lokalanästhetika, was bei den Hypnoanalgetika nicht möglich war: Die suchterzeugende Wirkung des Cocain konnte eliminiert werden, ohne daß der lokalanästhetische Effekt verloren ging. Bei den Nebennierenrindenhormonen ließ sich die entzündungshemmende Wirkung steigern und gleichzeitig der mineralokorticoidartige Effekt stark reduzieren, bei den Penicillinen konnte das Wirkungsspektrum erweitert und die Penicillinase-Empfindlichkeit herabgesetzt, bei den Tetracyclinen die Beeinflussung der Darmflora durch Erhöhung der Resorptionsrate gemindert werden, um nur einige wenige Beispiele zu nennen. Es besteht somit kein Zweifel daran, daß die Möglichkeit, die Natur zum Vorbild zu nehmen und Naturstoffe abzuwandeln mit dem Ziel, zu besseren und verträglicheren Wirkstoffen zu gelangen, in der Vergangenheit erfolgreich genutzt wurde und auch in Zukunft weiter genutzt werden wird. Doch reichte diese Möglichkeit allein nicht aus. Bereits um 1900 begann eine weitere Entwicklung, die Gewinnung von Arzneistoffen durch Synthese von Verbindungen, in denen es in der Natur kein Vorbild gibt.

Die Grundidee der Chemotherapie

Einer der Pioniere, die hier zu nennen sind, ist Paul Ehrlich, in dem sich zwei für die Arzneimittelforschung besonders wichtige Faktoren, Intuition und systematische Suche, man kann auch sagen, Intuition und unermüdlicher Fleiß, in idealer Weise ergänzten. Die geistigen Impulse, mit denen Ehrlich die Arzneimittelforschung befruchtete, können in ihrer Bedeutung nicht hoch genug bewertet werden. Begründer der Chemotherapie, Entdecker des Salvarsans, Entwicklung der Vitalfärbung, Wertbestimmung des Diphtherieserums, Arbeiten über die Immunitätsforschung, Beiträge zur experimentellen Pathologie, Seitenkettentheorie, Nobelpreis für Medizin 1908, das sind die nüchternen lexikalischen Daten. Doch welche großartige geistige Leistung verbirgt sich dahinter!

Eine seiner Überlegungen wurde zur Grundidee der Chemotherapie. Wenn Mikroorganismen — wie er selbst zeigen konnte — selektiv in einem Wirtsorganismus angefärbt werden können, wenn also ein Farbstoff eine unterschiedliche Affinität zum Mikro- und Makroorganismus besitzt, dann, so folgerte er, müßte es auch möglich sein, Substanzen zu finden, die Mikroorganismen abtöten oder in ihrem Wachstum hemmen, ohne den Wirtsorganismus empfindlich zu schädigen. Dabei kam es offensichtlich nur darauf an, eine gegen die Infektionserreger wirksame Substanz so abzuwandeln, daß sie für den Makroorganismus ungefährlich wird. Diesem Prinzip folgend wandte sich Ehrlich Arbeiten über Arsen zu, von dem bekannt war, daß es Mikroorganismen vernichten kann, dessen Toxizität für den Menschen aber zu hoch war. Nach der Synthese zahlreicher organischer Arsenverbindungen stand mit Hata-Ehrlich 606, dem Salvarsan, das erste wirksame Präparat zur Therapie der Lues zur Verfügung. Einer der größten Erfolge für den Forscher Paul Ehrlich, zugleich eine der schwersten Erniedrigungen für den Menschen Paul Ehrlich. In den ersten Jahren, als noch nicht die nötigen Erfahrungen vorlagen, wurden hohe Dosen von Salvarsan appliziert, die bei einer Reihe von Patienten zu Gesundheitsschäden führten, auch Todesfälle kamen vor. Diese führten zu heftigen Angriffen gegen das Produkt und gegen Ehrlich persönlich. Ehrlich regte sich über diese Anschuldigungen außerordentlich auf, so daß auch seine Gesundheit sehr darunter litt, was wohl zu seinem Tod im August 1915 beigetragen hat. Doch Ehrlichs Idee lebte auch nach seinem Tode fort und wirkte weiter. Gerhard Domagk suchte entsprechend der Ehrlichen Vorstellung von der selektiven Toxizität nach Farbstoffen mit bakteriziden bzw. bakteriostatischen Eigenschaften. Zusammen mit Mietzsch und Klarer entdeckte er in Elberfeld das Sulfachrysoidin, das unter der Bezeichnung Prontosil eine neue Ära in der Therapie bakterieller Infektionskrankheiten einleitete. Triumph einer gezielten, systematischen Arzneimittelforschung, Triumph einer genialen Hypothese? Man sollte es meinen, doch nichts weniger als das. Letztlich war die Entdeckung der bakteriostatisch wirksamen Sulfonamide ein Zufall. Wenige Jahre später stellten nämlich Tréfouel, Nitti und Bovet fest, daß nicht der Farbstoff Prontosil, sondern das erst aus diesem im Organismus entstehende farblose Sulfanilamid, das Prontalbin, der eigentliche antibakterielle Wirkstoff ist. Dieses Beispiel zeigt, und es steht nicht allein in der Arzneimittelforschung, daß die konsequente Verfolgung einer Konzeption zu weitreichenden Ergebnissen führen kann, selbst wenn diese auf falschen Voraussetzungen beruht.

Rezeptortheorie

Doch kehren wir wieder zu Paul Ehrlich zurück. Zusammen mit J. N. Langley gilt er als der Begründer der Rezeptortheorie, die für das Verständnis der Pharmakonwirkung auf molekularer Ebene sowie für die Entwicklung neuer Medikamente mit spezifischer Wirkung unerläßlich wurden. Um die Leistung von Langley und Ehrlich richtig würdigen zu können, muß man sich vergegenwärtigen, daß zur damaligen Zeit der direkte Nachweis oder gar die Isolierung von Rezeptoren außerhalb jeder Möglichkeit lag. 1913 formulierte Paul Ehrlich die These ,,Corpora non agunt nisi fixata", die — dynamisch verstanden — heute noch voll gültig ist. Bei seinen ersten Versuchen zur Entwicklung neuer Chemotherapeutika beschrieb er die Wirkung von Arsenverbindungen auf Trypanosomen sehr bildhaft wie folgt: ,,Der Arzneistoff wird gewissermaßen in seinen verschiedenen Gruppierungen sukzessive von besonderen Fängen des Protoplasmas gefesselt, gleich wie ein Schmetterling, dessen einzelne Teile mit verschiedenen Nadeln fixiert werden. Genau wie der Schmetterling erst an dem Rumpf und dann sukzessive an den Flügeln aufgespannt wird, gilt das auch von den komplizierter gebauten Arzneisubstanzen. Auch hier können wir häufig eine Gruppierung experimentell festlegen, die die primäre Verankerung vermittelt. Eine solche Gruppe ist das primäre Haptophor, die anderen werden die sekundären Haptophore genannt."

Vergleicht man diese Zeilen mit der Darstellung der Pharmakon-Rezeptor-Wechselwirkung in modernen Pharmakologielehrbüchern, so wird die Aktualität der Formulierung Ehrlichs deutlich.

Obwohl in der Folgezeit zunächst kein experimenteller Beweis für die Existenz der Rezeptoren erbracht werden konnte, so waren diese Vorstellungen trotzdem von großem heuristischem Wert. Ausgehend von der Hypothese, daß die Eigenschaften der Bindungsstellen denen des Pharmakons komplementär sind, wurden nunmehr verstärkt Untersuchungen über Zusammenhänge zwischen chemischer Struktur und pharmakologischer Wirkung durchgeführt. Zwar war der Rezeptor noch immer die große Unbekannte, doch wurden nunmehr auch, wiederum basierend auf der Annahme der komplementären Strukturen, Versuche zur ,,Rezeptor-Kartierung'' nach dem ,,Schlüssel-Schloß-Prinzip'' vorgenommen. Heute ist dies durch die mehr dynamisch geprägte Vorstellung der gegenseitigen Anpassung von Pharmakon und Rezeptor aufgrund von intermolekularen Bindungskräften abgelöst. Man nimmt an, daß durch eine dabei auftretende Konformationsänderung des Rezeptormoleküls dieses aktiviert und dadurch im Sinne einer Rezeptor-Effektor-Kopplung die eigentliche Reaktionskette ausgelöst wird.

Wie fruchtbar sich die Rezeptortheorie nicht nur für das Verständnis der Arzneimittelwirkung, sondern auch für die Entwicklung neuer Medikamente ausgewirkt hat, sei an einigen Beispielen dargelegt. 1948 kam Ahlquist aufgrund seiner experimentellen Befunde zu dem Schluß, daß die am Sympathikus wirksamen endogenen Katecholamine Noradrenalin und Adrenalin an zwei verschiedenen sympathischen Rezeptoren angreifen, die er als α- und β-Rezeptoren bezeichnete. 1967 unterteilte Lands die β-Rezeptoren nochmals in β_1- und β_2-Rezeptoren und in den letzten Jahren gelang auch die Differenzierung der α-Rezeptoren in α_1- und α_2-Rezeptoren. Die zunächst nur theoretisch interessant erscheinenden Erkenntnisse ließen sich rasch therapeutisch verwerten. Wenn es verschiedene Rezeptoren im Bereich des sympathischen Nervensystems gibt und wenn diese nochmals in Subtypen differenziert werden können, dann mußte es möglich sein, Verbindungen zu synthetisieren, die weitgehend selektiv an den einzelnen Rezeptoren angreifen. Bei Abwandlung des Noradrenalins erkannte man rasch, daß durch die Einführung eines Substituenten am Aminostickstoff die Affinität zu den β-Rezeptoren erhöht wird. Mit zunehmender Verlängerung der Substituenten konnte die Affinität zu den β-Rezeptoren weiter gesteigert werden, während die Affinität zu den α-Rezeptoren stark abnahm. Doch noch mehr war zu erreichen: Mit voluminösen Substituenten am Aminostickstoff wurden Substanzen erhalten, die vorwiegend nur noch die β_2-Rezeptoren stimulieren. Damit standen wertvolle Bronchodilatatoren für die Asthmatherapie sowie Arzneistoffe zur Unterdrückung vorzeitiger Wehentätigkeit zur Verfügung.

Fast noch bedeutsamer als bei den Sympathomimetika waren die Erfolge auf dem Gebiet der β-Rezeptorenblocker. Selbst bei kritischer Betrachtung des Arzneischatzes wird man zu dem Ergebnis kommen, daß die Entwicklung der β-Blocker zu den größten Leistungen auf dem Gebiet der Arzneimittelforschung in den beiden letzten Jahrzehnten gehört und daß diese Substanzen zu den wertvollsten Arzneimitteln zu rechnen sind. Wie bei den Sympathomimetika gelang es auch hier, durch Molekülvariation β-Blocker mit annähernd reiner β_1-Blockade und damit geringeren Nebenwirkungen zu entwickeln. Auch auf dem Gebiet der α-Blocker wurde mit Prazosin ein fast ausschließlich an den α_1-Rezeptoren angreifendes Pharmakon gefunden, das in der Hypertonie-Behandlung gegenüber den nicht selektiven α-Blockern deutliche Vorteile aufweist.

Doch nicht nur auf dem Sympathikus- sondern auch auf dem Parasympathikus-Gebiet konnten selektiver wirkende Substanzen gefunden werden: Während z. B. Atropin an allen Muskarinrezeptoren gleich stark wirkt, greift Pirenzepin vorwiegend an sog. M_1-Rezeptoren an und läßt sich daher aufgrund der geringeren Nebenwirkungen besser als die klassischen Parasympatholytika bei der Ulkustherapie verwenden. Neueste Untersuchungen ergaben, daß auch die Muskarinrezeptoren am Herzen und am Darm als Subtypen klassifiziert werden können, so daß auch hier zukünftig mit selektiver wirkenden Substanzen gerechnet werden kann. Bei den Antihistaminika hat die Entwicklung von selektiven H_2-Antagonisten die Ulkus-Therapie entscheidend bereichert. Substanzen wie Cimetidin und Ranitidin sind aus der Gastroenterologie nicht mehr wegzudenken.

Auch bei den Dopamin-Rezeptoren ist eine Unterteilung in Subtypen bereits gelungen. Allerdings stehen die selektiv wirkenden Neuroleptika noch aus, die keine extrapyramidal-motorischen Nebenwirkungen mehr aufweisen.

Aus dem Gesagten läßt sich folgender Schluß ziehen: Die Natur arbeitet in der Regel mit ,,Hauptschlüsseln'', d. h. mit Substanzen, die mit mehreren Rezeptoren interagieren. Trotzdem gelingt eine gezielte Wirkung dadurch, daß nur bestimmte Neurone und damit nur bestimmte Gebiete erregt werden. Soll dagegen bei systemischer Gabe von Arzneimitteln Selektivität erreicht werden, so müssen hierzu spezifischer wirkende Substanzen entwickelt werden, die möglichst nur noch mit einem Rezeptortyp in Wechselwirkung treten, d. h. es muß versucht werden, anstatt eines ,,Hauptschlüssels'' einen ,,Einzelschlüssel'' zu entwickeln.

In welch hohem Maße die Rezeptorforschung über die Entwicklung von neuen Wirkstoffen hinaus das Verständnis physiologischer und pathophysiologischer Vorgänge gefördert hat, sei noch am Beispiel der körpereigenen Antischmerzstoffe aufgezeigt. Bindungsmessungen an Hirngewebe, zunächst vor allem von der Snyderschen Arbeitsgruppe durchgeführt, ergaben, daß alle stark wirkenden Analgetika an denselben Rezeptoren angreifen und daß sich die Opiat-Analgetika an diesen Rezeptoren wie Agonisten verhalten. Kosterlitz und Mitarbeiter leiteten daraus ab, daß es auch körpereigene, morphinartig wirkende Agonisten geben müsse, da nur damit die Existenz solcher Rezeptoren sinnvoll erklärbar sei. Tatsächlich gelang es der Kosterlitz-Gruppe und anderen Teams, solche Stoffe, die Endorphine und Enkephaline nachzuweisen und sie zu isolieren.

Die Entdeckung dieser Verbindungen hat maßgeblich zum Verständnis der endogenen Schmerzunterdrückung beigetragen und die Kenntnisse über die Pathophysiologie des Schmerzes wesentlich erhöht.

Pharmakophore Bausteine

Im Rahmen der pharmakodynamischen Überlegungen soll noch ein Forscher genannt werden, der nach dem zweiten Weltkrieg zahlreiche originelle und wichtige Arzneistoffe entwickelte, der belgische Arzt und Chemiker Paul Janssen. Das Analgetikum Fentanyl, die Neuroleptika Haloperidol und Dihydrobenzperidol, die Antimykotika Ketoconazol und Miconazol, das antidopaminerg wirkende Domperidon, das Antidiarrhoikum Diphenoxylat oder das Antihistaminikum Cinnarizin sind einige dieser Wirkstoffe. Der wesentliche theoretische Ansatz, der es verdient, im Zusammenhang mit dem Thema genannt zu werden, ist der, daß Janssen nicht, wie das normalerweise üblich war, sich das Ziel setzte, für eine bestimmte Indikation ein Präparat zu entwickeln, sondern daß er systematisch wenige Bausteine, die als pharmakophore Bausteine zu bezeichnen sind, miteinander in Art eines Puzzles kombinierte und dann deren Wirkung in verschiedenen Screening-Tests prüfte. So ist es zu verstehen, daß aus der Janssen-Forschung Arzneistoffe mit so unterschiedlichem Wirkprofil gefunden wurden.

Pathophysiologische bzw. pathobiochemische Erkenntnisse als Basis für die Entwicklung von Medikamenten

Im vergangenen Jahr wurde mit der Einführung von partialsynthetisch oder gentechnologisch gewonnenem Humaninsulin in die Therapie ein vorläufiger Abschluß eines der erregendsten Kapitel der Pharmakotherapie erreicht. Nachdem 1869 Langerhans die nach ihm benannten Zellgruppen in der Bauchspeicheldrüse entdeckt hatte, konnten zwanzig Jahre später von Mering und Minkowski zeigen, daß bei Hunden nach Entfernung der Bauchspeicheldrüse ein dem klinischen Bild des Diabetes mellitus entsprechendes Krankheitsbild auftritt und die Symptome durch Implantation von Pankreasgewebe unter die Haut wieder aufgehoben werden können. Doch gelang es ihnen nicht, Bauchspeicheldrüsenextrakte zu erhalten, mit denen eine Behandlung der pankreatektomierten Versuchstiere möglich war. Erst 1921 lösten Banting und Best dieses Problem durch spezielle Extraktionsverfahren, 1926 wurde der eigentliche Wirkstoff, das Insulin, von Abel in kristallisierter Form erhalten und 1954 von Sanger die Aminosäurensequenz des Polypeptids geklärt.

An diesem Kapitel aus der Hormonforschung wird exemplarisch deutlich, daß die Aufklärung der Pathomechanismen einer Erkrankung auch einen entscheidenden Anstoß für die Entwicklung von Arzneistoffen zu deren Behandlung darstellt. Es seien in diesem Zusammenhang noch der Morbus Addison und das Cushing-Syndrom, das Adrenogenitale Syndrom und der Morbus Parkinson erwähnt. Ein besonders eindrucksvolles Beispiel ist ferner die Gicht. Nachdem erkannt war, daß sie auf einer erhöhten Produktion und/oder einer gestörten renalen Ausscheidung von Harnsäure beruht, lag es nahe, nach Substanzen zu suchen, die die Harnsäurebildung blockieren oder deren Ausscheidung steigern. Heute stehen mit Allopurinol, das durch Hemmung der Xanthinoxidase die Umwandlung von Hypoxanthin über Xanthin zu Harnsäure blockiert, oder mit Benzbromaron, das die tubuläre Rückresorption von Harnsäure hemmt, gut wirksame und zugleich gut verträgliche Gichtmittel zur Verfügung.

**Therapeutische Fortschritte
durch pharmakokinetische Untersuchungen**

Eine Abhandlung über das gestellte Thema wäre unvollständig ohne die Erwähnung der Arbeiten des deutschen Kinderklinikers Friedrich Hartmut Dost, dem wir zusammen mit Teorell grundlegende Erkenntnisse auf dem Gebiet der Pharmakokinetik — er selbst hat auch diesen Begriff geprägt — verdanken.

,,Pharmakokinetik ist die Lehre von der quantitativen Auseinandersetzung des Organismus mit dem ihm einverleibten Pharmakon, sonst nichts weiter".

Diese Dost'sche Definition der Pharmakokinetik erscheint eher zurückhaltend, eher skeptisch als von großer Erwartung getragen. ,,Sonst nichts weiter". Das klingt abwehrend, Erwartungen dämpfend. Doch zieht man heute, 30 Jahre nach den ersten Arbeiten von Dost, Bilanz, so ist das Ergebnis bemerkenswert: Eine Vielzahl entscheidender Fortschritte in der medikamentösen Therapie wurde durch pharmakokinetische Arbeiten erzielt. Doch worin liegt das Neue der Dost'schen Vorstellungen? Sein Denkansatz war der, daß man in der Vergangenheit praktisch nur darauf achtete, wie ein Arzneimittel den Organismus beeinflußt, daß man sich aber viel zu wenig damit beschäftigte, welchen Einfluß umgekehrt der Organismus auf das Pharmakon hat. Wie, wo und wie rasch wird ein Arzneistoff in den Körper aufgenommen, wie verteilt er sich, auf welche Weise wird er umgewandelt und wo, wie und wie rasch wird er wieder ausgeschieden, das waren jetzt die neuen Fragen.

Die mit Hilfe der Pharmakokinetik erzielten — und noch zu erreichenden — therapeutischen Fortschritte ergeben sich u. a. aus

— der Beeinflussung der Invasions- und Eliminationskinetik,
— dem Drug Level Monitoring,
— der Anpassung des Therapieregimes an veränderte Organfunktionen und
— der Erkennung und Vermeidung pharmakokinetischer Arzneimittelinteraktionen.

Aus dem großen Bereich der Beeinflussung der Invasionskinetik soll nur ein Teilaspekt, der des therapeutischen Systems angesprochen werden. Ein solches System ist dadurch charakterisiert, daß es eine definierte Wirkstoffmenge pro Zeiteinheit freigibt. Die potentiellen und tatsächlichen — zumindest teilweise — zu erreichenden Vorteile eines solchen Systems liegen auf der Hand: Die Wirkstoffspiegel im Plasma können damit über relativ lange Zeit innerhalb des erforderlichen Bereichs gehalten werden, durch das Vermeiden von Blutspiegelspitzen läßt sich u. U. die Häufigkeit und Schwere von Nebenwirkungen reduzieren.

Klinisch haben gerade in letzter Zeit transdermale therapeutische Systeme zur systemischen Anwendung hochwirksamer, lipophiler Arzneistoffe besondere Beachtung gefunden. Solche Pflaster mit z. B. Scopolamin oder Nitroglycerin als Wirkstoffe sind auch typische Beispiele dafür, wie eine sinnvolle galenische Form zur Renaissance oder zu einer neuen Indikation eines Pharmakons führen kann.

Biotransformationsuntersuchungen erbrachten besonders wichtige Fortschritte bei der medikamentösen Therapie. Das Spektrum dieser Fortschritte reicht von der Pro-Drug Entwicklung über die Schaffung neuer Arzneistoffe durch Metabolitenforschung und die gezielte Einführung von Sollbruchstellen in Arzneistoffe bis zur Aufklärung der Biotoxifizierungsprozesse.

Mit dem letzten Punkt ist eines der wichtigsten Probleme der Biotransformation, die Cytochrom-P-450-bedingte Giftungsreaktion, angesprochen. Nicht nur polycyclische aromatische Kohlenwasserstoffe werden zu Epoxiden und damit zu ultimaten Kanzerogenen, Ethanol zu Acetaldehyd oder Methanol zu Formaldehyd gegiftet, auch bei zahlreichen Arzneistoffen entstehen gefährliche Metabolite. Die Vermeidung des oxidativen Arzneistoffmetabolismus ist somit als wesentliches Ziel zukünftiger Arzneimittelforschung anzusehen. Bei Wirkstoffen, die metabolisch stabil sind, ist die Gefahr karzinogener, mutagener und teratogener Effekte entscheidend vermindert. Es ist ein neuer Aspekt beim Umgang mit Arzneimitteln, daß mit diesen das innere Milieu des Organismus nicht ,,verschmutzt" werden darf.

Drug level monitoring hat bei einer Reihe von Wirkstoffen die Therapiesicherheit wesentlich verbessert. Hierzu gehören, um nur einige zu nennen, Lithium-Salze, Antikonvulsiva, Herzglykoside oder Theophyllin.

Von großer Wichtigkeit erwiesen sich darüber hinaus pharmakokinetische Untersuchungen zur individuelleren, auf die Situation des einzelnen Patienten abgestimmten Therapie bei veränderten Organfunktionen. Es leuchtet ein, daß Störungen in den wichtigsten Eliminationsorganen, der Leber und den Nieren, zu erheblichen Veränderungen der Pharmakokinetik führen können und daher beim Therapieregime berücksichtigt werden müssen. Dasselbe gilt auch für alte Patienten, wo in stärkerem Maße als bisher pharmakokinetische Überlegungen bei der Erstellung des Therapieplanes zu berücksichtigen sind.

Die Erkennung wichtiger Arzneimittelinteraktionen — erinnert sei beispielsweise an schwere Blutungen bei antikoagulierten Patienten nach Absetzen barbiturathaltiger Schlafmittel infolge abklingender Enzyminduktion oder an Blutdruckkrisen bei gleichzeitiger Gabe von indirekt wirkenden Sympathomimetika und Monaminoxidase-Hemmern — und damit die Möglichkeit ihrer Vermeidung kann die Therapiesicherheit ebenfalls wesentlich erhöhen.

Diese Beispiele mögen genügen, um zu zeigen, in welch hohem Maße die Pharmakokinetik zu einer Weiterentwicklung der medikamentösen Therapie beigetragen hat.

Schlußbetrachtung

Wie eingangs schon dargestellt, konnte Vieles nur gestreift oder nur angedeutet werden, auch Wesentliches mußte unerwähnt bleiben. Vom pharmakologischen Standpunkt aus wohl verständlich, wurden nur naturwissenschaftlich fundierte Entwicklungen beschrieben. Eines sei jedoch noch hinzugefügt: Pharmakotherapie sollte stets nur im Kontext mit dem gesamten ärztlichen Handeln, der Erkennung, Verhütung, Heilung oder Linderung von Krankheiten gesehen werden. Wert oder Unwert einer medikamentösen Therapie hängen nicht zuletzt vom behandelnden Arzt ab. Dieser darf nicht vergessen, daß der ihm gegenüberstehende Patient mehr ist als die Summe seiner Zellen oder Moleküle und der eigentliche geistige Hintergrund jeder Therapie, auch der medikamentösen Therapie in dem Bemühen zu sehen ist, dem Hilfesuchenden Hilfe zuteil werden zu lassen. Paracelsus hat das wie folgt formuliert: ,,Der höchste Grund der Arznei ist die Liebe, die Liebe ist es, die die Kunst lehrt, und außer derselben wird keine Arznei geboren."

Geistige Grundlagen der chirurgischen Therapie

F. LINDER

Der Begriff Chirurgie leitet sich bekanntlich von dem griechischen Wort cheir (die Hand) und ergon (das Werk) ab, womit unser Fach schon von den Anfängen an richtig als „Handwerk" deklariert wurde. Natürlich kam hierzu schon frühzeitig die individuelle *Erfahrung,* des einzelnen Wundarztes wie sie z. B. Machaon vor Troja in hochbelobigter Form besaß und sicher einen beträchtlichen Teil der 147, in der Ilias beschriebenen Kriegsverletzungen, für seine Zeit optimal zu behandeln wußte.

Die nachfolgende Entwicklung der Chirurgie basierte in den seither vergangenen 3000 Jahren auf immer weiteren handwerklichen Fortschritten. Rückschauend erfolgte erst im 19. Jahrhundert die entscheidende Expansion der Chirurgie, zu der die erfolgreiche Bekämpfung von Schmerz und Wundinfektion die wichtigsten Voraussetzungen gelegt hatte. So wurden alle drei Körperhöhlen mit sämtlichen darin befindlichen Organen operativ zugänglich, ohne das Leben des Patienten — wie sarkastisch zu jener Zeit gesagt — mit der Treffsicherheit einer Guillotine zu gefährden.

Zahlenmäßige Daten zur Illustration der Situation zu jener Zeit kann weiterhin der französisch-deutsche Krieg 1870/71 bieten. Damals verstarb in Pariser Militärlazaretten — trotz der bakteriologischen Entdeckungen von Pasteur — fast jeder oberschenkelamputierte Soldat an Wundfieber oder Tetanus, ebenso wie auch auf deutscher Seite. Mit dem mikroskopischen Nachweis der hoch toxischen Streptokokken durch Theodor Billroth 1874 und der Staphylokokken durch Alexander Ogston 1880 (ein schottischer Chirurg und Schüler von Robert Koch) konn-

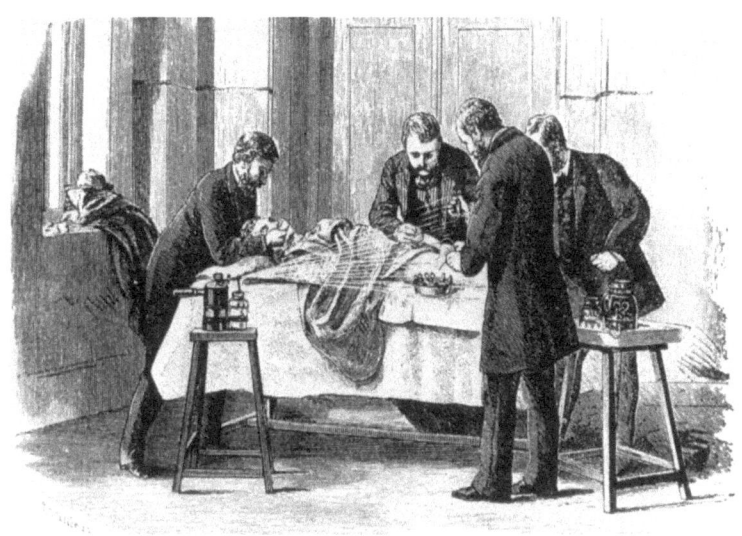

Abb. 1. Antiseptische intraoperative Behandlung nach Lister

ten die postoperativen Krankheitsursachen gefunden und mit den anti- und aseptischen Methoden weitgehend eingedämmt werden (Abb. 1). In unserer erlebten Zeit erfolgte dann mit den Sulfonamiden von Domagk und den Antibiotika von Fleming, Chain und Flerey die Entdeckung einer hochwirksamen Therapie, deren Pioniere bezeichnenderweise wie bei anderen Fortschritten unseres Faches gar keine Chirurgen waren. Für mich unvergeßlich ist eine Sinus cavernosus-Thrombose, die unter kleinen Gaben von Penicillin (20000 E/die) 1946 zu einer bis dahin kaum gekannten Ausheilung führte (Abb. 2).

Die erwähnten Beispiele zeigen die kontinuierliche Entwicklung der Chirurgie auf der naturwissenschaftlichen Stufenleiter. Alle einzelnen Komponenten lassen deutlicher ein wachsendes Fundament der geistigen Grundlage unseres Faches erkennen, wonach jetzt wohl die Gleichung: Chirurgie = Handwerk plus Wissen lauten kann oder muß.

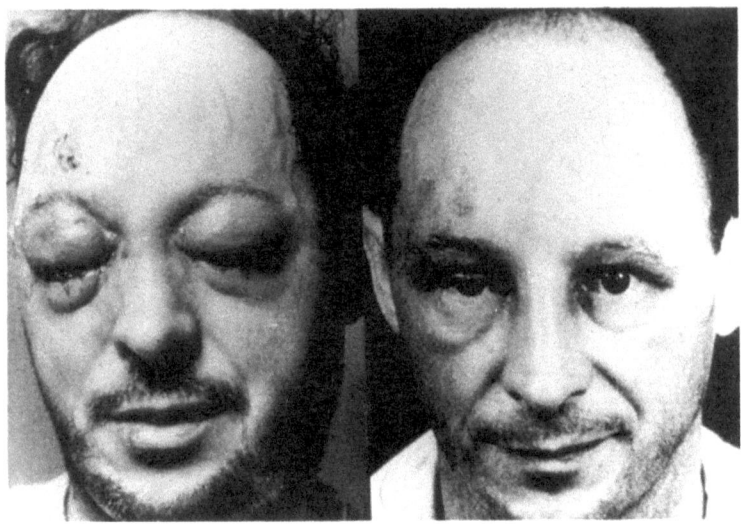

Abb. 2. Septische Sinus cavernosus Thrombose. Heilung mit 20 000 E/die Penicillin im Jahre 1946

Trotzdem wird der Ausbau der operativen Technik — entgegen noch immer verbreiteter Skepsis — auch in Zukunft nicht beendet sein. Als Beispiel aus den letzten Jahren kann man auf mikrochirurgische Verbesserungen durch atraumatische Nadeln oder feinste Kunststoff-Fäden verweisen. Mit ihrer Hilfe sind Nähte am kardiovaskulären oder gastrointestinalen System sehr viel weniger traumatisch und damit risikoärmer geworden.

Aber die Herausforderung für den Chirurgen von heute ist nicht mehr allein die Senkung der postoperativen Komplikationen, sondern die Überwindung der Erkrankung selbst mit einer möglichst hohen Heilungsrate.

Hierzu paßt die Beachtung eines bekannten Essays von Franz Volhard, nach dem ,,die Götter vor die Therapie die Diagnose gesetzt haben". Dieser Ausspruch des großen Internisten gilt heute nicht minder für das Handeln des Chirurgen. Seinem Skalpell kann oder soll es nämlich im Idealfall gelingen, mit ei-

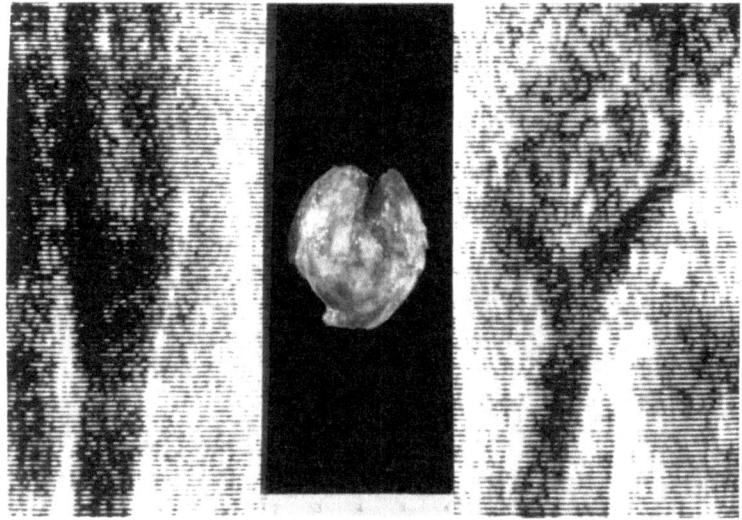

Abb. 3. Tumor Glomus caroticum rechts. Sonographischer Nachweis

nem gezielten Eingriff den Sitz einer Krankheit getreu nach Morgagni 1761 (De sedibus et causis morborum) zu entfernen und bei noch lokalisierter Ausdehnung eine Heilung zu erzielen.

Ein Musterbeispiel zur Erkennung eines spezifischen Leidens ist die Krebserkrankung mit ihrem verschiedenartigen Organbefall, wobei immer mehr der Heilplan für den diagnostizierten Krankheitssitz in eine interdisziplinäre Mehrgleisigkeit mit den 3 therapeutischen Modalitäten Operation, Radiatio und Chemotherapie einmündet (Abb. 3).

Für das zahlenmäßige Ausmaß der zu behandelnden Erkrankungen gilt in toto die Annahme, daß nach Rudolph Gross unter den 30 000 geschätzten klinischen Diagnosen 6 000 auf chirurgische Krankheiten und 2 000 auf Verletzungen entfallen dürften. Entsprechend groß muß das diagnostische Leistungs-Spektrum sein (Tabelle 1).

Die klassischen Methoden der Diagnostik reichen in einem hohen Prozentsatz zur Erkennung des Leidens aus oder sind we-

Tabelle 1. Klassische Methoden der Diagnostik

1. Anamnese (Soram von Ephesus um 100 n. Chr.)
2. Inspektion und Palpation (Hippokrates)
3. Perkussion (Auenbrugger 1761)
4. Auskultation (Laennec 1819) sowie
5. Temperatur- und Pulskurve nach Traube und Wunderlich

Tabelle 2. Bildgebende Verfahren

Röntgen- und Röntgenkontrastuntersuchungen
Nuklearmedizinische Untersuchungen
Angiographische Diagnostik
Endoskopische Diagnostik

Moderne bildgebende Verfahren

Sonographie
Computertomographie
Digitale Subtraktionsangiographie
Kernspintomographie

nigstens richtungweisend (Tabelle 2). Die modernen hochtechnisierten Verfahren — meist aus Nachbargebieten kommend — bringen eine beträchtliche Ausweitung der Zielansprache. Hierbei bleibt es der geistigen Kapazität des erfahrenen Untersuchers überlassen, die optimale Auswahl der diagnostischen Verfahren rationell zu reduzieren (Tabelle 3).

Ein Treffer genügt meistens. Zur Illustration des aufgelisteten Diagnose-Arsenals werden hier lediglich zwei Beispiele angeführt, die als nichtinvasive Verfahren Vorzüge gegenüber anderen besitzen:

a) Einmal handelt es sich um die einfache Mammographie, die Art und Ausdehnung eines kleinen Carcinoms erkennen läßt, das nicht immer palpabel zu sein braucht.
b) Das 2. Beispiel zeigt mithilfe der Sonographie einen kleinen Tumor des Ganglion caroticum, der durch seine Spreizwir-

Tabelle 3. Tumoren mit endokriner Aktivität und ihre Marker

Organ Tumor	Marker
Schilddrüse	
C-Zell-Karzinom	Calcitonin und CEA
Papilläres Karzinom	Thyreoglobulin
Follikuläres Karzinom	Thyreoglobulin
Nebenschilddrüse	
Nebenschilddrüsen-Karzinom	Parathormon und Beta-HCG
Nebennierenmark	
Phäochromozytom	Adrenalin, Noradrenalin, VMS
Neuroblastom	Dopamin
Nebennierenrinde	
NNR-Karzinom	Cortisol, Androgene, Östrogene
Pankreas	
Insulinom	Insulin und C-Peptid
Gastrinom	Gastrin
Glucagonom	Glukagon
Vipom (Verner-Morrison)	Vasoaktives Intestinal Peptid (VIP)
Darm	
Karzinoid	Serotonin und 5-Hydroxyindolessigsre.
Hoden	
Chorion-Karzinom	Chorion-Gonadotropin (Beta-HCG)
Teratom	Chorion-Gonadotropin (Beta-HCG)
Dottersacktumor	Alpha-Fetoprotein (AFP)
Seminom	Placenta-alkalische Phosphatase
Ovar	
Ovarial-Karzinom	CA 12 — 5, Beta-HCG, AFP, CEA, Placenta-alkalische Phosphatase

kung auf Carotis interna und externa sein Ausmaß zu erkennen gibt (Abb. 4).

Soweit einige allgemeine Richtpunkte zur Interrelation von chirurgischer Diagnostik und Therapie, wobei der gängige Regelfall für die breite ärztlich-chirurgische Leistung eine stete Filterung durch den kritischen Intellekt verlangt. Um Einzelleistungen von besonderer Qualität heranzuziehen, erschien es den Versuch wert, Nobelpreisträger aus den chirurgischen Disziplinen zu betrachten, deren Laureaten — nach den Statuten —

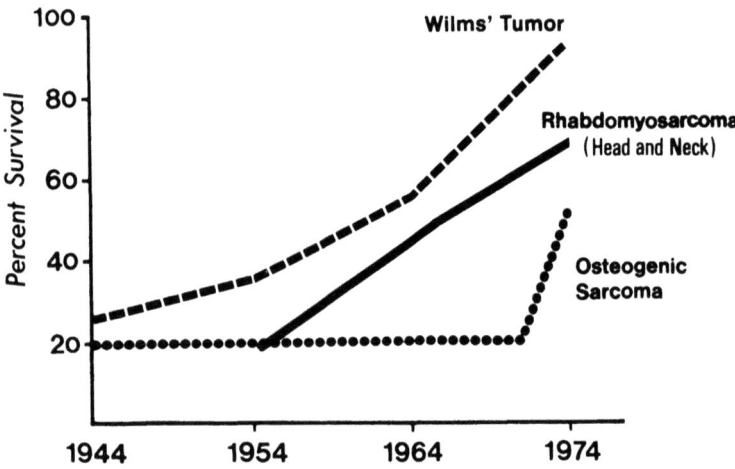

Abb. 4. Interdisziplinäre Therapie durch Operation, Radio- und Chemotherapie bei kindlichen Tumoren

sich jeweils in Physiologie oder Medizin mit größtem Gewinn für die Menschheit ausgewiesen haben. Aus Zeitgründen können hier nur einige betrachtet werden.

Zwischen 1901 und 1979 wurden unter 126 Medizinern und Grundlagen-Forschern 6 operativ tätige Forscher bzw. Kliniker ausgezeichnet (Tabelle 4), wobei die Amerikaner entsprechend ihrer üblichen chirurgischen Departments-Struktur noch 3 wei-

Tabelle 4. Chirurgische Nobelpreisträger in chronologischer Reihenfolge

Jahr	Chirurg	Nationalität	Arbeitsfeld
1909	Kocher	CH	Schilddrüse
1912	Carrel	F/USA	Vascular Chir.
1922	Banting	CAN	Insulin
1949	Moniz	POR	Neurochirurgie
1956	Forssmann	D	Herzkatheter
1966	Huggins	USA	Endokrine Onkologie

tere Vertreter eines operativen Faches (HNO, Ophthalmologie, Neurophysiologie) hinzuzählen. Auch so stellen die Chirurgen unter den klinischen Nobelpreisträgern die stärkste Gruppe dar. Fragen wir uns nach den für die Preisträger (und andere Forscher) bestimmenden Wegen zum Auffinden eines Zieles wie ,,What is new" oder ,,wo ist ein humanitärer Fortschritt zu entdecken", so ist als glückliches Ereignis zum Erfolg zu nennen:
1. Die Sternstunde (serendipity), in der ein Hochleistungsgehirn — mehr oder weniger — gerichtet die Zielscheibe trifft. Die Entdeckung der Röntgenstrahlen 1895 gehört z. B. in diese Kategorie, ebenso das rund 400 Jahre frühere Absetzen von heißem Öl zur Blutstillung durch Ambroise Paré mit der Wiederentdeckung der Gefäßunterbindung.
2. Unverzichtbar ist der freilich in Grenzen zu haltende Tierversuch, wie er z. B. Sauerbruchs Druckdifferenzverfahren, Carrels Gefäßnähte, seine frühen Organtransplantationen, die Herz-Lungen-Maschine und vieles andere ermöglicht hat.
3. Selbstversuche wie August Bier's Lumbalanästhesie, Halsted's Plexusinfiltration (die leider zum Alkaloidismus geführt hat) oder Forssmann's Herzkatheter haben zusätzlich zu ihrem echten wissenschaftlichen Gewinn auch ihren historischen Wert, besonders in Fragen des ärztlichen Ethos.
4. Schließlich haben von D (Martini) und GB (Br. Hill) ausgegangene Studien an randomisierten Patienten-Reihen — vor etwa 50 Jahren begonnen — aus dem Verlauf bestimmter Heilverfahren den Vergleich über die jeweils optimale Qualität der Therapie erkennen lassen.

Um exakt dokumentierte Studien handelte es sich — streng genommen — auch bei dem ersten chirurgischen Nobelpreisträger Theodor Kocher aus Bern, der ein Krankenkollektiv von 100 operierten Gallenstein-Kranken kritisch auswertete. Sein Hauptarbeitsgebiet war freilich die Physiologie, Pathologie und Chirurgie der Schilddrüse, wobei er an einer eigenen Serie von 9000 Strumektomien hormonale Ausfallserscheinungen etc. registrierte und daraus Rückschlüsse auf die normale Funktion der endokrinen Schild- und Nebenschilddrüse zu ziehen verstand. Vom pädagogischen Standpunkt ist es vielleicht interessant, daß Th. Kocher bereits im 4. Lebensjahr eingeschult wurde und trotzdem immer der erste seiner Klasse war, der sich ein Leben lang durch Fleiß, Intelligenz, Selbstkritik, Religiosität und auch Frohsinn auszeichnete.

Alexis Carrel, in Lyon geboren, war ein glühender Patriot und gewann sein Interesse an der Gefäßchirurgie, bewegt durch den tragischen Tod des französischen Präsidenten Carnot, der 1894 dem Messerstich eines Attentäters in die gefäßreiche Leiste erlag. Wegen besserer Arbeitsbedingungen ging der junge Chirurg 1904 an die Universität of Chicago und später an das Rockefeller Institut in New York. Gefäßanastomosen, Veneninterpositionen und Organtransplantationen waren sein enthusiastisch betriebenes Forschungsgebiet. Im Gegensatz zum

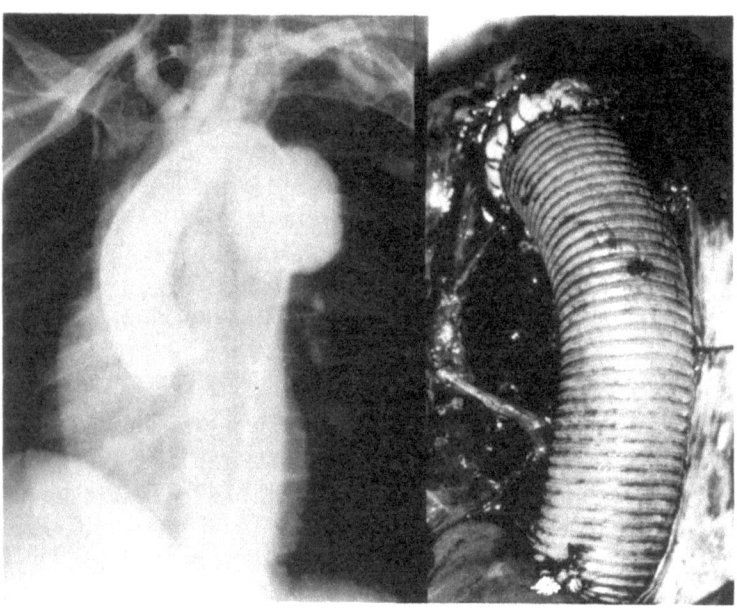

Abb. 5. Traumatische Ruptur der thorakalen Aorta. Ersatz durch Dacron-Prothese

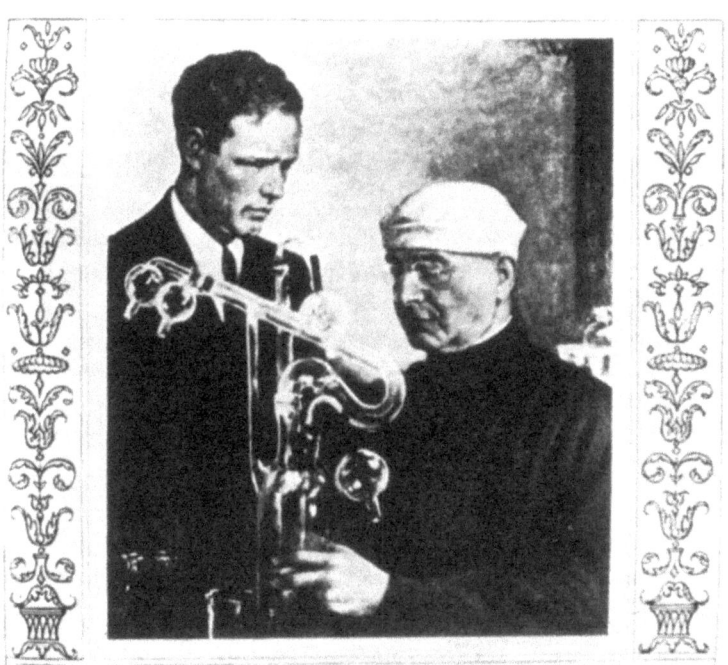

Abb. 6. Alexis Carrel und Charles Lindbergh beim Bau eines künstlichen Herzens 1936

homoio- oder autoplastischen Gefäßersatz hat vor allem Mike DeBakey als Pionier der Kunststoff-Prothesen seinen Namen gemacht, weil hiermit ein Aortenersatz in praktisch beliebiger Länge und Weite ermöglicht wurde (Abb. 5). Am Ende seines Lebens arbeitete Carrel zusammen mit Charles Lindbergh schließlich 1935 noch an der Entwicklung eines künstlichen Herzens (Abb. 6).

Carrels Ergebnisse dienten der Frühentwicklung der kardiovaskulären Chirurgie und sind ideenmäßig bewußt oder unbewußt mit den Leistungen zweier anderer Männer, nämlich Werner Forssmann und John Gibbon, zusammen zu sehen. Forssmann hat an einem kleinen Krankenhaus in Eberswalde in 9 Selbstversuchen, nur mit Hilfe einer Krankenschwester, das eigene rechte Herz sondiert und die Methode in einer 2½ Seiten langen Arbeit in der Kli Wo am 5.11.1929 publiziert. Eine erhoffte Ausbildung bei Ferdinand Sauerbruch wurde von diesem mit der Bemerkung abgelehnt, daß er Direktor einer Klinik und nicht eines Zirkus sei. Der für die Herzdiagnostik so bedeutsame Schritt trat zunächst in den Hintergrund, bis 1941 der Franco-Americaner Cournand (und Ranges) anläßlich des angebotenen Nobelpreises in äußerst fairer Weise auf Forssmann als Originator des Verfahrens verwies.

Zur Vollendung des Weges zur Cardio-Chirurgie bedurfte es noch der Entwicklung einer Herz-Lungen-Maschine. John Gibbon in Philadelphia sah eine Kranke nach einer Cholecystektomie an einer fulminanten pulmonalen Embolie sterben und beschloß zusammen mit seiner Frau (MTA), einen Lungen-Ersatz zur Rettung aus dem hypoxischen Zustandsbild zu konstruieren. Infolge des Krieges dauerte es von 1936 — 1953, bis die erste Operation am offenen Herzen durch Gibbon durchgeführt werden konnte. Seitdem wurden weit über 150000 Eingriffe in den USA am stillgelegten Herzen unter Sicht des Auges durchgeführt (Fallotsche Tetralogie, Mitralinsuffizienz). Trotzdem fand das Werk von Gibbon, mannigfach empfohlen, keine Berücksichtigung durch das Nobel-Komitee, obwohl es den 3 wohl gleichwertigen Männern gelang, das Herz als das letzte Organ des menschlichen Körpers einem chirurgischen Eingriff zugänglich zu machen.

Als letzter noch lebender Nobelpreisträger sei hier in diesem Zirkel Charles Brenton Huggins genannt, der auch als Vater der operativen hormonalen Therapie bezeichnet wird. Im Tierexperiment konnte er zeigen, daß nach Kastration oder östrogener Therapie Adenome und Karzinome der Prostata in gleichem Maße wie ihre Matrix schrumpften. Die klinische Übertragung dieser Befunde auf den Menschen ergab analoge Ergebnisse und brachte Schmerzfreiheit und Überlebenszeit bis zu 10 und mehr Jahren. Die 3 H's ,,head, heart und hand" machen nach den Worten des Entdeckers das Wesen des ärztlichen Forschers aus, wobei das in dem Wort Chirurg nicht enthaltene Mittelstück

„heart" für die Humanität stehen sollte, die Handwerk und Wissen der operativen Tätigkeit zur vollen Blüte zu integrieren vermag.

Literatur

1 Von Euler (1981) The Nobel Foundation and its role for modern day science Naturwissenschaften 68, 277
2 Herrlinger R (1963) Die Nobelpreisträger der Medizin. Moosverlag, München
3 Langenbecks Archiv für experimentelle und klin. Forschung: Supplement 1978, 1979, 1980, 1981. (Chirurgisches Forum)
4 Nobel Foundation (1950) Nobel. The man and his prizes Stockholm
5 The American surgeon 47/48, 1981-1982. Theodor Kocher, Alexis Carrel, Charles Huggins und Werner Forssmann

MIX
Papier aus verantwortungsvollen Quellen
Paper from responsible sources
FSC® C105338

If you have any concerns about our products,
you can contact us on
ProductSafety@springernature.com

In case Publisher is established outside the EU,
the EU authorized representative is:
**Springer Nature Customer Service Center GmbH
Europaplatz 3, 69115 Heidelberg, Germany**

Printed by Libri Plureos GmbH
in Hamburg, Germany